SELF-CARE COLLECTION

SCHLAFEN

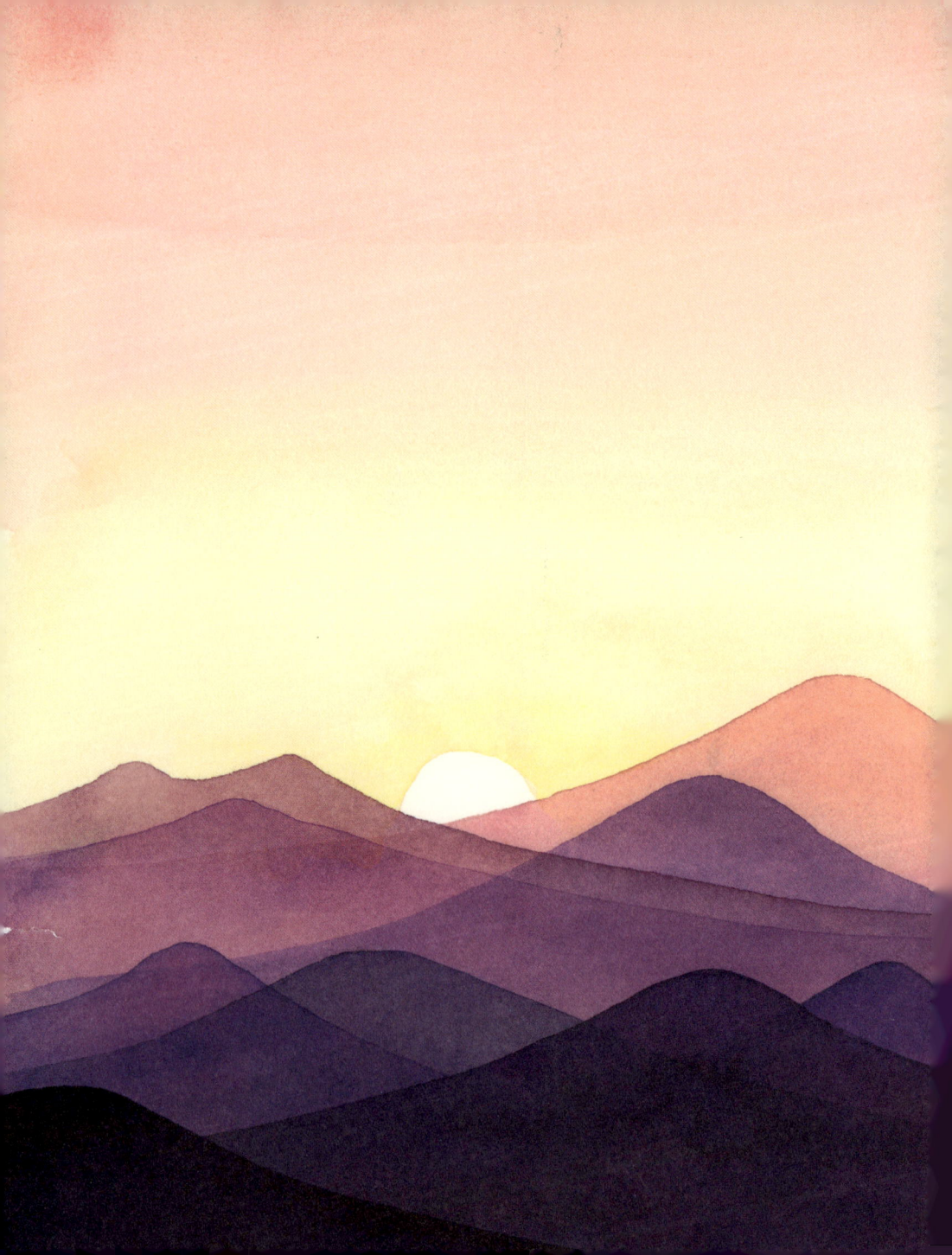

SELF-CARE COLLECTION

SCHLAFEN

EINFACHE STRATEGIEN
FÜR ERHOLSAME NÄCHTE

PETRA HAWKER

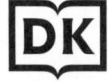

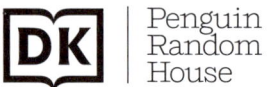

DK London
Lektorat Mary-Clare Jerram, Kiron Gill,
Ian Fitzgerald, Rona Skene, Dawn Henderson
Gestaltung und Bildredaktion
Maxine Pedliham, Marianne Markham,
Karen Constanti, Collette Sadler, Nicola Erdpresser
Herstellung Tony Phipps, Luca Bazzoli
Illustrationen Nomoco

Für die deutsche Ausgabe:
Programmleitung Monika Schlitzer
Redaktionsleitung Anne Heinel
Projektbetreuung Doreen Wolff
Herstellungsleitung Dorothee Whittaker
Herstellungskoordination Claudia Rode
Herstellung Sabine Hüttenkofer

Titel der englischen Originalausgabe:
Sleep. Harness the power of sleep for
optimal health and wellbeing.

HAFTUNGSAUSSCHLUSS siehe Seite 144

Übersetzung Wiebke Krabbe, Damlos
Lektorat Cornelia Rüping, München

ISBN 978-3-8310-4002-5

Druck und Bindung C&C Offset Printing, China

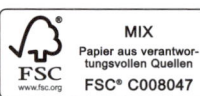

MIX
Papier aus verantwor-
tungsvollen Quellen
FSC® C008047

www.dk-verlag.de

INHALT

SPEZIELLE UMSTÄNDE

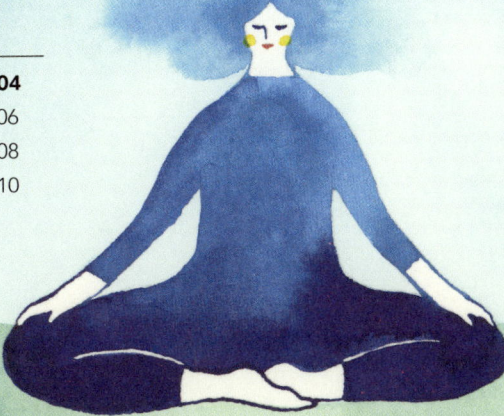

VORWORT

Eigentlich war es Zufall, dass ich zur Schlafexpertin wurde. Vor 27 Jahren schloss ich meine Ausbildung zur Psychotherapeutin und Hypnotherapeutin ab. Ich begann zu praktizieren, noch während ich an meiner Doktorarbeit schrieb. Immer wieder berichteten Patienten, dass sie nach der erfolgreichen Bearbeitung psychischer Probleme auch besser schliefen. Das hat mich so fasziniert, dass ich mich intensiver mit Schlafstörungen beschäftigen wollte.

Seit einigen Jahren arbeite ich als Psychotherapeutin am London Sleep Centre mit Patienten, die durch Traumata, Depressionen, Stress, Nervosität oder wegen ihrer Lebensführung an schweren Schlafstörungen leiden. Einiges von dem, was ich durch diese Tätigkeit lernen konnte, möchte ich mit diesem Buch weitergeben.

Bei meiner täglichen Arbeit erlebe ich Menschen mit schweren Schlafstörungen, die oft nicht mehr an Besserung glauben. Mit ihnen gemeinsam versuche ich, Gewohnheiten umzuprogrammieren und neue Verhaltensmuster zu etablieren. Vor allem möchte ich ihnen vermitteln, dass ihre Probleme lösbar sind.

Die Schlafforschung ist noch recht jung, aber wir wissen, wie wichtig der Schlaf für die körperliche und geistige Gesundheit ist. Schätzungen zufolge leiden in Großbritannien etwa die Hälfte aller Erwachsenen gelegentlich an Schlafstörungen. Das hat auch mit der modernen Kommunikationstechnik zu tun: Wir sind rund um die Uhr erreichbar. Es gibt aber gute Möglichkeiten, wieder mehr Ruhe zu finden. Manche Schritte sind klein und einfach umzusetzen, andere brauchen Zeit und Geduld. Mit diesem Buch möchte ich Ihr Wissen über den Schlaf vertiefen und Ihnen bewährte Lösungen für unterschiedliche Probleme vorstellen.

Im ersten Kapitel geht es um den Schlaf an sich – was er ist, warum wir ihn brauchen und wie er uns nützt. Wer sich schon einmal über das seltsame Schlagwort »Schlafhygiene« gewundert hat, findet hier eine Erklärung dazu und eine praktische Checkliste, um die eigenen Schlafgewohnheiten einzuschätzen.

Im zweiten Kapitel habe ich mehr als 40 Strategien bei unterschiedlichsten Schlafproblemen zusammengestellt, gegliedert nach den Hauptfaktoren, die unsere Schlafqualität beeinträchtigen können: Umwelteinflüsse, Seele und Körper. Damit möchte ich Sie dazu befähigen, Schlafschwierigkeiten selbst anzugehen und zu erkennen, wann Hilfe von außen sinnvoll ist.

Es war mir eine Ehre und ein Vergnügen, dieses Buch zu schreiben. Und es wäre mir eine Freude, wenn ich meinen Leserinnen und Lesern dabei helfen kann, ihre Schlafprobleme zu verringern oder ihre Schlafqualität zu verbessern.

Petra Hawker

SCHLAF IST WICHTIG!

WOZU BRAUCHEN WIR SCHLAF?

Schlaf ist wichtig für Körper, Geist und Seele. Eine der wirkungsvollsten Maßnahmen, die Sie selbst für Ihre Gesundheit und Ihr allgemeines Wohlbefinden ergreifen können: Schlafen Sie regelmäßig und ausreichend. Denn damit sichern Sie sich eine ganze Reihe von Vorteilen.

KÖRPERLICHE ERHOLUNG

Im Schlaf hat der Körper Zeit für Zellerneuerung und Reparaturen. Schlaf spendet Energie, stärkt das Immunsystem und senkt so die Anfälligkeit für Infektionen und Viruserkrankungen.

KÖRPERGEWICHT

Laut Studien beeinflusst schlechter Schlaf die Ausschüttung von den Hormonen, die unsere Hunger- und Sättigungsgefühle regulieren. Wer gut schläft, hat sein Essverhalten und sein Gewicht besser im Griff.

KLARER KOPF

Im Schlaf ist das Gehirn sehr aktiv. Die Erlebnisse und Eindrücke des Tages werden verarbeitet und im Langzeit- oder im Kurzzeitgedächtnis abgelegt.

EMOTIONALE AUSGEGLICHENHEIT

Guter Schlaf hebt die Stimmung und stärkt die emotionale Widerstands- kraft. Er kann sogar das Risiko für Depressionen und andere psychische Krank- heiten verringern.

GESUNDES HERZ

Wer regelmäßig weniger als sechs Stunden pro Nacht schläft, hat ein erhöhtes Herzinfarktrisiko. Im Tief- schlaf sinken Puls und Blut- druck; das trägt dazu bei, die Risikofaktoren zu minimieren.

DIE SCHLAFPHASEN

Obwohl der Schlaf für Gesundheit und Wohlbefinden so wichtig ist, stellt er die Wissenschaft in mancher Hinsicht noch vor Rätsel. Warum wir ihn überhaupt brauchen, wissen wir noch nicht genau, aber immerhin ist sein Ablauf inzwischen besser erforscht.

WARUM SCHLAFEN WIR?

Die genaue Funktion von Schlaf ist noch nicht bekannt. Die Wissenschaft geht aber davon aus, dass Erhaltungs- und Reparaturprozesse im Körper und im Gehirn ablaufen, während wir schlafen. Zudem werden Giftstoffe abgebaut sowie Erinnerungen verarbeitet und gefestigt.

WARUM SCHLAFEN WIR EIN?

Wenn das Tageslicht schwindet, beginnt unser Gehirn, das Hormon Melatonin auszuschütten, wodurch wir müde werden (siehe Seite 14–15). Je länger wir wach sind, desto größer wird der Drang zu schlafen. Dieses biologische Bedürfnis wird durch verschiedene körperliche und hormonelle Faktoren hervorgerufen.

VIER SCHLAFPHASEN

Im Schlaf durchlaufen wir wiederholt verschiedene Phasen. In den NREM-Phasen (NREM = *non-rapid eye movement*) ist unser Schlaf tiefer, der Körper kann aber bewegt werden. Augenbewegungen finden nicht statt. In den REM-Phasen (REM = *rapid eye movement*) träumen wir und die Muskeln sind vorübergehend gelähmt. Ein Zyklus, der vier Phasen umfasst, dauert etwa 90 Minuten (siehe rechts). Die REM-Phasen werden im Verlauf der Nacht länger.

WARUM WACHEN WIR AUF?

Wenn es heller wird, stellt der Körper die Melatoninproduktion langsam ein. Außerdem ist nach längerem Schlaf der biologische Bedarf geringer, wir erwachen von selbst und fühlen uns ausgeruht.

PHASE ZWEI (NREM)
In diese Phase fällt der eigentliche Einschlafzeitpunkt. Die Gehirnaktivität nimmt weiter ab, die Atmung wird flacher und gleichmäßiger, der Puls verlangsamt sich und die Körpertemperatur sinkt.

PHASE DREI (NREM)
Dies ist eine Phase tiefen, erholsamen Schlafs. Gehirnaktivität und Blutdruck sind niedrig. Wer jetzt geweckt wird, fühlt sich in der Regel verwirrt und desorientiert.

PHASE EINS (NREM)
In dieser Übergangsphase zwischen Wachen und Schlafen sind wir leicht zu wecken. Die Muskeln entspannen sich, das Gehirn arbeitet langsamer. Muskelzucken oder Krämpfe können auftreten. Der Zustand ähnelt dem in der Hypnose.

PHASE VIER (REM)
Während dieser Phase träumen wir, unsere Augen bewegen sich hinter den geschlossenen Lidern schnell hin und her. Die Gehirnaktivität nimmt deutlich zu, Atmung und Puls werden schneller.

Der Schlafzyklus
Wir durchlaufen die Schlafphasen mehrmals pro Nacht. Bei 7,5 Stunden Schlaf können bis zu fünf Zyklen stattfinden.

DER NATÜRLICHE SCHLAFZYKLUS

Seit Jahrmillionen prägen zum einen die Evolution und zum anderen der 24-Stunden-Ablauf der Sonnentage mit dem Wechsel von Hell und Dunkel den Schlaf-Wach-Rhythmus aller Lebewesen. Sie erfahren nun, wie und warum er funktioniert.

Als zirkadiane Rhythmik wird die innere Uhr des Körpers bezeichnet, die zum Beispiel den Schlaf-Wach-, aber auch den Ess- und Verdauungsrhythmus steuert. Beeinflusst wird sie in erster Linie von dem natürlichen 24-Stunden-Tageslauf. Wenn der Sehnerv Tageslicht wahrnimmt, wird im suprachiasmatischen Nukleus (SCN) im Gehirn das anregende Hormon Serotonin ausgeschüttet, das uns aufweckt. Wird das Licht am Ende des Tages wieder weniger, reagiert der Körper darauf, indem er das schlaffördernde Hormon Melatonin aktiviert.

Am Tag durchlaufen wir Phasen, in denen wir unterschiedlich energiegeladen, aufmerksam, wach oder schläfrig sind. Dies wird teilweise von unserer zirkadianen Rhythmik bestimmt. Allerdings folgt sie nicht immer dem 24-Stunden-Tageslauf, bei manchen Menschen läuft die innere Uhr langsamer oder schneller (nähere Informationen über den individuellen Körperrhythmus siehe Seite 74–75).

DIE ROLLE DER HORMONE
Hormone haben einen starken Einfluss auf Schlafrhythmus und Schlafqualität. Diese beiden sind die wichtigsten:
• **Serotonin:** Die Ausschüttung dieses Botenstoffs wird durch Tageslicht verstärkt. Weil Serotonin die Stimmung stabilisiert, wird es manchmal als »Glückshormon« bezeichnet. Es reguliert das Nervensystem und bewirkt, dass wir uns wach fühlen.
• **Melatonin:** Bei schwachem Licht oder Dunkelheit sendet der SCN ein Signal, das die Zirbeldrüse im Gehirn veranlasst, Melatonin auszuschütten. Dieses Hormon senkt die Körpertemperatur und den Blutdruck, reguliert nervliche Anspannung und hilft so beim Einschlafen.

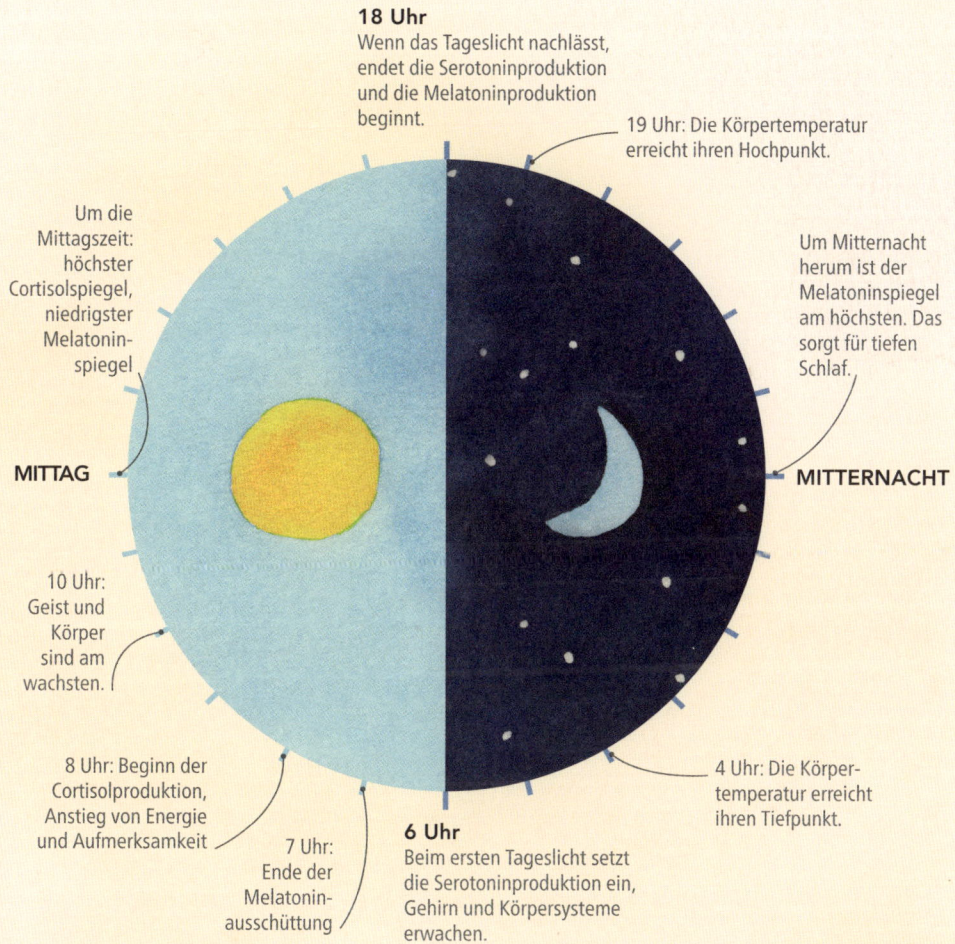

18 Uhr
Wenn das Tageslicht nachlässt, endet die Serotoninproduktion und die Melatoninproduktion beginnt.

19 Uhr: Die Körpertemperatur erreicht ihren Hochpunkt.

Um die Mittagszeit: höchster Cortisolspiegel, niedrigster Melatoninspiegel

Um Mitternacht herum ist der Melatoninspiegel am höchsten. Das sorgt für tiefen Schlaf.

MITTAG

MITTERNACHT

10 Uhr: Geist und Körper sind am wachsten.

8 Uhr: Beginn der Cortisolproduktion, Anstieg von Energie und Aufmerksamkeit

7 Uhr: Ende der Melatoninausschüttung

6 Uhr
Beim ersten Tageslicht setzt die Serotoninproduktion ein, Gehirn und Körpersysteme erwachen.

4 Uhr: Die Körpertemperatur erreicht ihren Tiefpunkt.

Ein Tag hat 24 Stunden
Die Grafik zeigt, wie sich die Veränderungen von Lichtverhältnissen während eines Tages auf die Ausschüttung von Hormonen auswirken.

GEHIRN UND SCHLAF

Das Gehirn spielt beim Schlaf eine sehr wichtige Rolle. Es steuert nicht nur den Schlaf-Wach-Rhythmus, sondern auch die verschiedenen Arten des Schlafs. Wenn wir schlafen, bleibt es aktiv. Es verarbeitet und speichert Erinnerungen, repariert und produziert Nerven-verbindungen, sodass wir Neues lernen können.

Über Art und Zweck der Abläufe, die beim Schlafen im Gehirn stattfinden, hat die Wissenschaft inzwischen einige interessante Fakten herausgefunden.

Jedes menschliche Gehirn enthält etwa 100 Milliarden Neuronen – Nervenzellen, die zur Weiterleitung der verschiedensten Informationen benötigt werden. Diese Nervenbahnen lassen sich mit Straßen vergleichen: Nachts herrscht dort weniger Verkehr, aber es sind Bautrupps unterwegs, die Reparaturen ausführen und neue Wege bauen. Im Gehirn produzieren die »Bautrupps« neue Synapsen,

das sind die Verbindungen zwischen den Neuronen. In einem einzigen menschlichen Gehirn gibt es weit mehr Synapsen als Sterne im ganzen Universum.

ERINNERUNGEN FESTIGEN

Während wir schlafen, durchläuft das Gehirn zyklisch verschiedene Phasen von Aktivität. Im langsamwelligen Schlaf rekapituliert es die Erlebnisse des Tages und entscheidet, was gespeichert werden soll und was nicht. Man bezeichnet diesen wichtigen Vorgang als Gedächtniskonsolidierung.

»Studien belegen, dass Menschen, die unmittelbar nach einer Lerneinheit schlafen, den Lernstoff besser behalten.«

Bei der Überführung kurzzeitiger Erinnerungen in das Langzeitgedächtnis übernimmt der Hippocampus eine wichtige Funktion. Informationen werden aus dem arbeitenden Teil des Gehirns an ihn übermittelt. Hier werden sie umgewälzt und codiert und dann durch Synapsen zum Cortex weitergeleitet, wo sich der Langzeitspeicher des Gehirns befindet. Die Informationen bewegen sich mehrmals zwischen Hippocampus und Cortex hin und her, bis sie als Erinnerung konsolidiert und als Langzeiterinnerung im Cortex abgespeichert werden.

SCHLAF UND LERNEN

Studien belegen, dass Menschen, die unmittelbar nach einer Lerneinheit schlafen, den Lernstoff besser behalten. Dies gilt für die zwei grundlegenden Arten von Gedächtnis. Das deklarative Gedächtnis nimmt Fakten und Informationen auf. Das prozedurale Gedächtnis dient dazu, sich zu erinnern, wie bestimmte Dinge – etwa Stricken oder Autofahren – getan werden. Neue Studien legen nahe, dass das Gehirn sogar neue Informationen verarbeiten und speichern kann, die wir im Schlaf aufnehmen.

WIE SCHLAFEN SIE?

Wer besser schlafen möchte, sollte zuerst einmal den Istzustand unter die Lupe nehmen. Indem Sie Ihre Gewohnheiten analysieren, können Sie leichter feststellen, wo Veränderungen sinnvoll sind. Beantworten Sie daher die Fragen auf dieser Doppelseite, bevor Sie sich den Schlafstrategien im folgenden Kapitel zuwenden.

VOR DEM SCHLAFENGEHEN

Haben Sie eine feste Abendroutine? **Schlafen Sie** allein, mit einem Partner – oder einem Haustier? **Nutzen Sie das Schlafzimmer** auch zum Arbeiten oder für Hobbys? **Ist Ihr Schlafzimmer** so behaglich und einladend, wie Sie es gern hätten?

Tipps zu diesen Themenbereichen finden Sie beispielsweise auf den Seiten 30–31, 32–33, 36–37 und 100–101.

EINSCHLAFEN

Dauert es lange, bis Sie einschlafen, **wenn Sie im Bett liegen?** Empfinden Sie **Lärm und andere Reize** als störend? Können Sie **Ihre Gedanken** schlecht abschalten? Fühlen Sie sich **körperlich unruhig?**

Tipps zu diesen Themenbereichen finden Sie beispielsweise auf den Seiten 38–39, 62–63 und 106–107.

MORGENS

Fühlen Sie sich **frisch und ausgeruht?** Drücken Sie mehrmals die **Schlummertaste,** bevor Sie endlich aufstehen? Leiden Sie beim Aufstehen unter **Muskelschmerzen?**

Tipps zu diesen Themenbereichen finden Sie beispielsweise auf den Seiten 46–47, 80–81 und 94–95.

NACHTS

Wachen Sie nachts oft auf? Haben Sie einen **leichten Schlaf?** Werden sie öfter durch **Verdauungsbeschwerden** oder andere körperliche Symptome geweckt? Wachen Sie auf, weil Sie **auf die Toilette** gehen müssen?

Tipps zu diesen Themenbereichen finden Sie beispielsweise auf den Seiten 34–35, 40–41, 76–77 und 114–115.

TAGSÜBER

Sind Sie tagsüber **müde oder antriebslos?** Treten plötzlich **Leistungstiefs** auf? Geht Ihr typischer Alltag oft mit **Stress** einher? **Schlafen Sie** aus familiären oder beruflichen Gründen öfter tagsüber?

Tipps zu diesen Themenbereichen finden Sie beispielsweise auf den Seiten 60–61, 70–71, 74–75 und 132–133.

WER BRAUCHT WIE VIEL SCHLAF?

Das Schlafbedürfnis hängt vom Lebensalter ab. Es ist nicht immer einfach, den individuellen Bedarf optimal zu decken. Die Angaben auf dieser Seite sind ungefähre Richtwerte, die Sie anstreben sollten. Mit den Strategien in diesem Buch lassen sie sich erreichen.

SÄUGLINGE UND KLEINKINDER

Babys bis zu drei Monaten brauchen pro Tag 14 bis 17 Stunden Schlaf mit Wachintervallen von einer bis drei Stunden. Einjährige Kinder benötigen etwa zwölf bis 15, zweijährige elf bis 14 Stunden. Der REM-Schlaf macht bei Babys mehr als die Hälfte der gesamten Schlafzeit aus.

VORSCHULKINDER

Kinder von drei bis fünf Jahren brauchen zehn bis 13 Stunden Schlaf. Der Schlaf am Tag kann mit zunehmendem Alter kürzer werden, nachts sollten die Kinder möglichst durchschlafen. In dieser Lebensphase kommen Albträume und Probleme wie Schlafwandeln besonders häufig vor.

TEENAGER

Teenager brauchen pro Nacht acht bis zehn Stunden Schlaf, der natürliche Schlafrhythmus verändert sich häufig in dieser Zeit. Die Jugendlichen schlafen manchmal erst gegen 2 Uhr ein und wachen zwischen 10 und 13 Uhr auf. Das kann zu Tagesmüdigkeit und Konzentrationsschwäche führen.

GRUNDSCHULALTER

Kinder zwischen sechs und zwölf Jahren sollten pro Nacht neun bis elf Stunden schlafen. Schlafprobleme in diesem Alter werden oft durch Fernseher oder andere Bildschirme sowie anregende Inhaltsstoffe in Lebensmitteln oder Getränken verursacht.

ERWACHSENE

Sieben bis neun Stunden Schlaf werden für Erwachsene zwischen 18 und 65 Jahren empfohlen. Wichtig ist die Regelmäßigkeit. Wer während der Woche zu wenig schläft und dies am Wochenende ausgleichen will, tut langfristig seiner Gesundheit keinen Gefallen.

ÄLTERE MENSCHEN

Ältere Menschen brauchen etwa sieben bis acht Stunden Schlaf pro Nacht. Es ist ein Irrtum, dass sich das Schlafbedürfnis mit dem Alter deutlich reduziert. Lediglich der langsamwellige Schlaf (vor allem bei Männern) sowie der REM-Schlaf werden weniger.

SCHLAFROUTINEN FÜR KINDER

Dieses Buch wendet sich hauptsächlich an Erwachsene,
die etwas unternehmen wollen, um ihre Schlafqualität zu verbessern.
Für gute Schlafgewohnheiten ist es aber nie zu früh. Es lohnt sich,
schon mit Kindern Gewohnheiten einzuüben, von denen sie
dann ihr Leben lang profitieren können.

DAS ERSTE JAHR

In den ersten ein bis zwei Lebensmonaten
schläft ein Baby rund um die Uhr und ist
fast nur zu den Fütterungszeiten wach.
Dann entwickelt sich ein Rhythmus, der
sich behutsam auf den natürlichen Tag-
Nacht-Rhythmus abstimmen lässt. Setzt
man das Kind tagsüber hellem Licht aus,
verlängern sich die Wachphasen.
Zur Schlafenszeit sollte die Umgebung
dunkel und ruhig sein. Legen Sie das
Kind ins Bett, wenn es müde ist – nicht
erst, wenn es schon schläft. Babys sollten
lernen, allein einzuschlafen.

BIS FÜNF JAHRE

Für kleine Kinder ist das Lernen einer
Schlafroutine ebenso wichtig wie beispielsweise das Toilettentraining. Kinder,
die gut schlafen, sind zufriedener, ruhiger
und widerstandsfähiger. Das hilft dabei:
• **Tagesschlaf** reduzieren und am späte-
ren Nachmittag generell vermeiden.
• **Lebhafte Spiele** etwa eine Stunde vor
dem Schlafengehen beenden. Damit das
Kind zur Ruhe kommt, lieber vorlesen.
• **Trinken** sollten Kinder abends nicht zu
viel. Vor dem Schlafengehen am besten
noch mal zur Toilette gehen lassen.

»Für kleine Kinder ist das Lernen einer Schlafroutine ebenso wichtig wie beispielsweise das Toilettentraining.«

- **Eine feste Schlafenszeit** ist wichtig, aber nicht sklavisch einzuhalten.
- **Zu warm** sollte das Schlafzimmer nicht sein. Ideal sind etwa 24 °C.
- **Lassen Sie das Kind** allein einschlafen. Ein Kuscheltier oder -tuch kann gern mit ins Bett genommen werden.
- **Wenn das Kind nachts aufsteht,** bringen Sie es ruhig, ohne viel Aufhebens und mit wenigen Worten wieder ins Bett.
- **Wecken Sie das Kind** jeden Morgen zur gleichen Zeit. Das ist für den Schlafrhythmus noch wichtiger als eine bestimmte Einschlafzeit.

KINDER IM SCHULALTER

Ältere Kinder sollten elektronische Geräte, deren Monitore blaues Licht aussenden (siehe Seite 36–37), im Idealfall mindestens eine Stunde vor dem Schlafengehen weglegen. Wenn sich bei Teenagern der innere Rhythmus verändert, fällt es ihnen zudem oft schwer, sich den Zeiten im Schulalltag anzupassen. Das kann Konflikte in der Familie auslösen. Konsequenz lohnt sich hier aber, denn guter Schlaf ist wichtig, um Hormonumstellungen, Schulstress oder sozialen Druck durch Altersgenossen besser zu verkraften.

SCHLAFHYGIENE

Im Zusammenhang mit der Schlafqualität fällt oft das Schlagwort »Schlafhygiene«. Damit ist gemeint, sinnvolle und gesunde Schlafgewohnheiten zu entwickeln und konsequent einzuhalten. Viele Schlafprobleme lassen sich erfolgreich beheben, wenn sich die Schlafhygiene verbessert.

REGELMÄSSIGKEIT

Dies ist die wichtigste Regel. Wer jeden Tag zur gleichen Zeit schlafen geht und aufsteht, tut sehr viel dafür, dass die innere Uhr rund und gleichmäßig läuft.

DAS SCHLAFZIMMER IST ZUM SCHLAFEN DA

Im Schlafzimmer sollten Sie weder fernsehen noch lesen oder arbeiten. Nur so können Sie Ihr Gehirn darauf trainieren, diesen Raum als einen Ort der Ruhe zu erkennen.

RICHTIG TRINKEN

Alkohol und Koffein
sollten Sie sechs Stunden
vor dem Schlafengehen meiden,
denn sie stören das natürliche
Schlafmuster. Trinken Sie
tagsüber viel, in den letzten
Abendstunden nur
wenig Wasser.

DIGITALE PAUSE

Verwenden Sie in der
letzten Stunde vor dem Schlafengehen keine digitalen Geräte.
Keine E-Mails mehr lesen, nicht im
Bett im Internet surfen und auch
nicht das Handy als
Wecker benutzen.

AKTIV BLEIBEN

Ein kurzer Mittagsschlaf
von 20 Minuten kann hilfreich
sein, längerer Tagesschlaf
den Nachtschlaf aber stören.
Planen Sie anstrengenderen
Sport tagsüber ein. Abends
sind ruhige Bewegungen wie
beim Yoga ratsam.

HERUNTERSCHALTEN

Ob ein Wannenbad, ein
Spaziergang oder ein Becher
warme Milch – wichtig ist es,
am Abend eine feste Routine
einzuhalten. So gewöhnt sich
Ihr Gehirn daran herunterzu-
schalten, es kann sich auf den
Schlaf vorbereiten.

STRATEGIEN FÜR GUTEN SCHLAF

DIE UMGEBUNG

Zu den äußeren Faktoren, die den
Schlaf beeinflussen, gehören zum Beispiel
der Raum und das Bett, in dem wir schlafen.
Hinzu kommt eventuell der Partner, der neben
uns liegt. Bedenkt man dann noch, wie viel
Lärm, Licht und Allergenen wir tagsüber ausgesetzt sind, wird umso deutlicher, wie wichtig
die richtige Umgebung ist, damit wir
richtig gut schlafen können.

DAS FÖRDERLICHE SCHLAFZIMMER

Es liegt auf der Hand: In einem Schlafzimmer, das einladend und behaglich gestaltet ist, lässt es sich leichter entspannen. Erfahren Sie nun, worauf Sie beim Einrichten achten sollten.

DER RAUM

Schaffen Sie eine Atmosphäre, in der Sie gut schlafen.

- **Temperatur:** Für Erwachsene sollte der Raum etwa 17 bis 18 °C warm sein. Gegen kalte Füße helfen Socken.
- **Licht:** Helligkeit lässt den Melatoninspiegel sinken, was bewirken kann, dass man aufwacht. Vor allem im Sommer, wenn es früh hell wird, sind verdunkelnde Vorhänge oder Rollos empfehlenswert.
- **Haustiere:** Tiere können Gemütlichkeit ausstrahlen, aber wenn sie sich viel bewegen, stören sie den Schlaf. Tierhaare und -speichel können Allergien auslösen.
- **Pflanzen:** Sie reichern die Raumluft mit Sauerstoff an, entziehen ihr Kohlendioxid und häufig auch Giftstoffe. Allergiker sollten jedoch lieber vorsichtig sein.

DAS BETT

Auch das Bett selbst spielt für den guten Schlaf eine wichtige Rolle.

- **Matratze:** Es kommt vor allem auf die richtige Festigkeit an. Probieren Sie beim Matratzenkauf möglichst viele Modelle aus, und zwar in verschiedenen Liegepositionen. Wenn Ihnen die aktuell vorhandene Matratze zu fest ist, könnte ein Matratzentopper für mehr Komfort sorgen.
- **Kopfkissen:** Das Kopfkissen muss die für Sie richtige Höhe haben. Wird der Kopf zu hoch gelagert, kann durch die Krümmung der Halswirbelsäule die Durchblutung des Gehirns beeinträchtigt werden.
- **Decke:** Eine etwas schwerere Bettdecke kann ein beschützendes Gefühl vermitteln. Deshalb trägt sie eventuell dazu bei, Schlaflosigkeit oder nervöse Anspannung zu lindern.

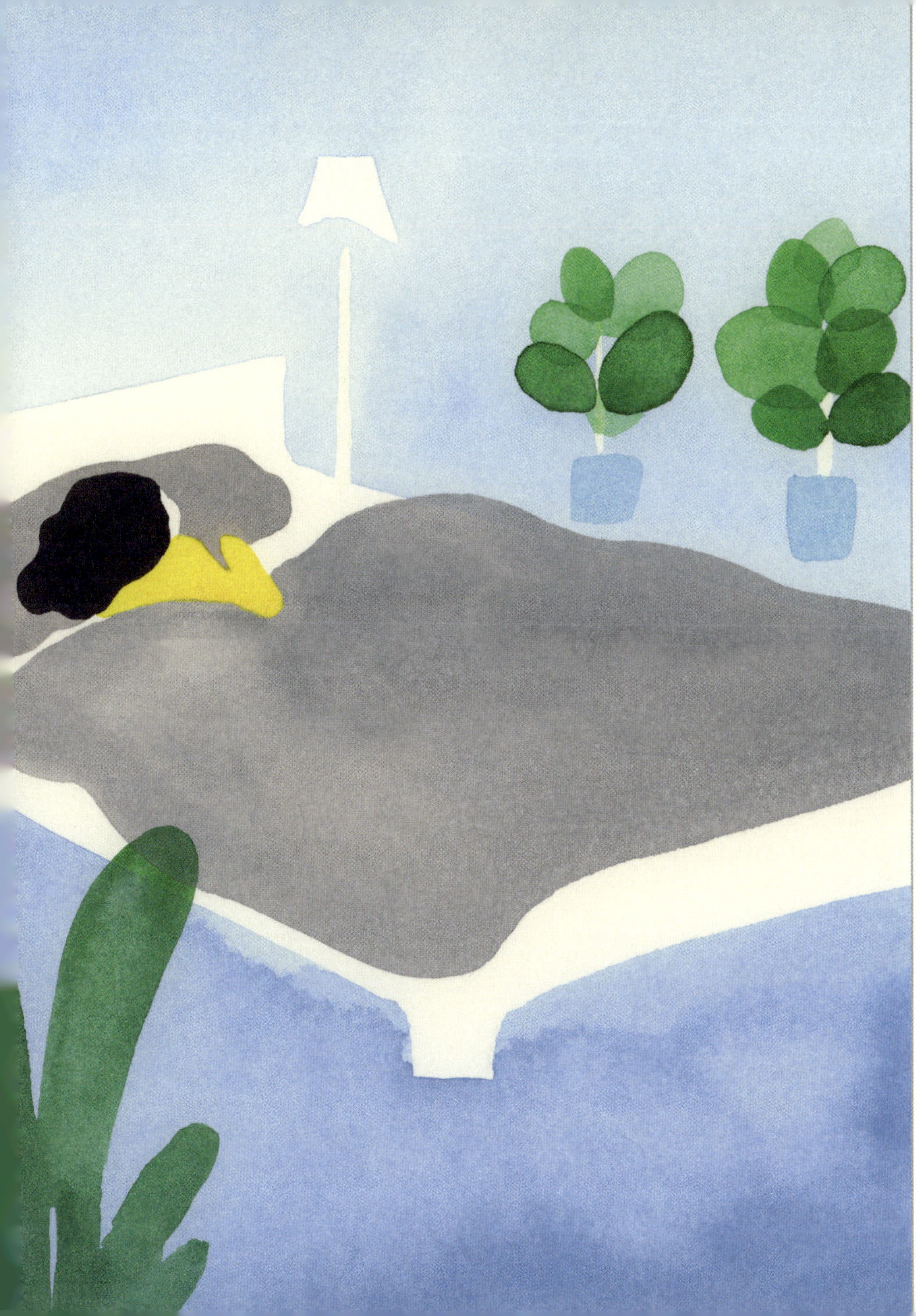

EIN GEMEINSAMES SCHLAFZIMMER

Es ist nicht immer einfach, das Bett mit einem Partner zu teilen. Probleme können vor allem dann auftreten, wenn sich die Schlafbedürfnisse der Beteiligten unterscheiden. Hier finden Sie Tipps, die Ihnen dabei helfen können, unruhige Nächte zu vermeiden.

Es kommt so gut wie nie vor, dass zwei Partner in jeder Hinsicht dieselben Schlafgewohnheiten haben. Damit das Schlafzimmer nicht zum Krisengebiet wird, sind also Kompromisse erforderlich. Wenn das nicht gelingt, kann die Lösung vielleicht darin bestehen, eingefahrene Gewohnheiten oder alte Vorlieben zu ändern. Selbst wenn Sie verschiedene Ansätze ausprobieren müssen: Bleiben Sie dran. Langfristig werden Sie beide zufriedener sein und besser schlafen.

SCHLAFENSZEIT
Zweigeschlechtliche Paare sollten bedenken, dass Männer und Frauen eine unterschiedliche zirkadiane Rhythmik (siehe Seite 14–15) haben. Frauen schlafen meist früher ein als Männer und wachen auch früher auf. Wenn Sie zu verschiedenen Zeiten ins Bett gehen, vermeiden Sie möglichst, den schlafenden Partner zu stören. Schlafmasken und Ohrstöpsel (auch nützlich, wenn der Partner schnarcht) sind etwas gewöhnungsbedürftig, können aber hilfreich sein.

DER RAUM
Bei der Planung eines gemeinsamen Schlafzimmers sollten Sie die folgenden Punkte bedenken.
• **Bett:** Leisten Sie sich das größte Bett, das in den Raum passt, es sollte 180 bis 200 cm breit sein. Ein schmaleres Bett ist für zwei durchschnittlich große Erwachsene auf die Dauer nicht groß genug.

»Männer und Frauen haben eine
unterschiedliche zirkadiane Rhythmik.
Frauen schlafen meist früher ein als Männer
und wachen auch früher auf.«

• **Matratze:** Ideal sind zwei Matratzen, die auf die unterschiedlichen Bedürfnisse abgestimmt sind. Durchgehende Matratzen mit zwei Härtegraden sind erhältlich, aber teuer. Eventuell lässt sich mit einem Topper eine Festigkeit erzielen, mit der Sie beide leben können.

• **Decke:** Wärmewirkung und Gewicht der Decke sollten auf die individuellen Wünsche zugeschnitten sein. Wenn Sie eine gemeinsame Decke vorziehen, dann können Sie zwei Einzeldecken in einen XXL-Bezug stecken.

• **Temperatur:** Stellen Sie die Heizung so ein, dass die Raumtemperatur beiden zusagt. Falls nötig, kann ein Partner eine zusätzliche Decke verwenden (oder eine Decke weglassen) oder wärmere oder leichtere Nachtwäsche tragen. Eventuell lassen Sie auch ein Fenster geöffnet, wenn Sie sich darauf einigen können.

• **Licht:** Wenn ein Partner regelmäßig später ins Bett geht als der andere, ist ein Nachtlicht zur Orientierung im Raum nützlich. Wer nachts liest, sollte sich eine Leuchte besorgen, deren Schein den Partner nicht stört.

AUFWACHEN

Steht ein Partner regelmäßig früher auf, sollte er seine Kleidung für den nächsten Tag in einem anderen Raum bereitlegen, damit er sich nicht im Schlafzimmer anziehen muss. Ein Wecker mit Vibrationskissen kann ebenfalls nützlich sein, um den schlafenden Partner nicht zu wecken.

GUT SCHLAFEN
TROTZ ALLERGIE

Allergiker leiden häufig unter Schlafproblemen. Wenn Sie den Verdacht haben, allergisch zu reagieren, lassen Sie sich beim Arzt testen. Um Maßnahmen ergreifen zu können, müssen Sie wissen, welche Stoffe eine Allergie bei Ihnen auslösen.

WAS BEDEUTET »ALLERGIE«?

Eine Allergie ist eine Überreaktion des Immunsystems auf einen eigentlich harmlosen Stoff. Zur Abwehr produziert der Organismus Antikörper (Immunoglobuline), die körperliche Reaktionen hervorrufen, beispielsweise eine laufende Nase, Halskratzen, geschwollene Augen oder juckende, gereizte Haut. Oft verschlimmern sich die Beschwerden nachts, weil der Körper zu dieser Zeit die Ausschüttung des entzündungshemmenden Hormons Cortisol verringert.

URSACHEN UND LÖSUNGEN

Manchen Allergenen kann man leicht aus dem Weg gehen, aber meistens ist es sinnvoller, die Reizwirkung zu verringern. Ein Luftreiniger im Schlafzimmer kann sich günstig auf die Schlafqualität auswirken.

• **Pollen** verschiedener Pflanzen verursachen »Heuschnupfen«. Antihistamine lindern die Beschwerden, Sie sollten aber ein Präparat wählen, das keine Tagesmüdigkeit verursacht. Gehen Sie bei hoher Pollenbelastung nur ins Freie, wenn es unbedingt nötig ist. Danach sollten Sie duschen, um Pollen von der Haut und aus den Haaren zu spülen, und die Kleidung wechseln.

• **Tiere** können durch Speichel, abgestorbene Hautschuppen und Haare Beschwerden auslösen. Allergiker sollten Tiere nicht ins Schlafzimmer lassen.

• **Hausstaubmilben** können Hautreizungen verursachen. Weil sie in Polstermöbeln und Bettwaren leben, ist es wichtig, die Wohnung regelmäßig gründlich zu saugen. Auch die Anschaffung milbendichter Bettbezüge (Encasings) kann sinnvoll sein.

• **Schimmelsporen** können eine verstopfte Nase oder verquollene Augen bewirken. Lüften Sie die Wohnung oft und gründlich, lassen Sie im Bad eine Luftabsaugung installieren und stellen Sie in feuchten Räumen Luftentfeuchter auf.

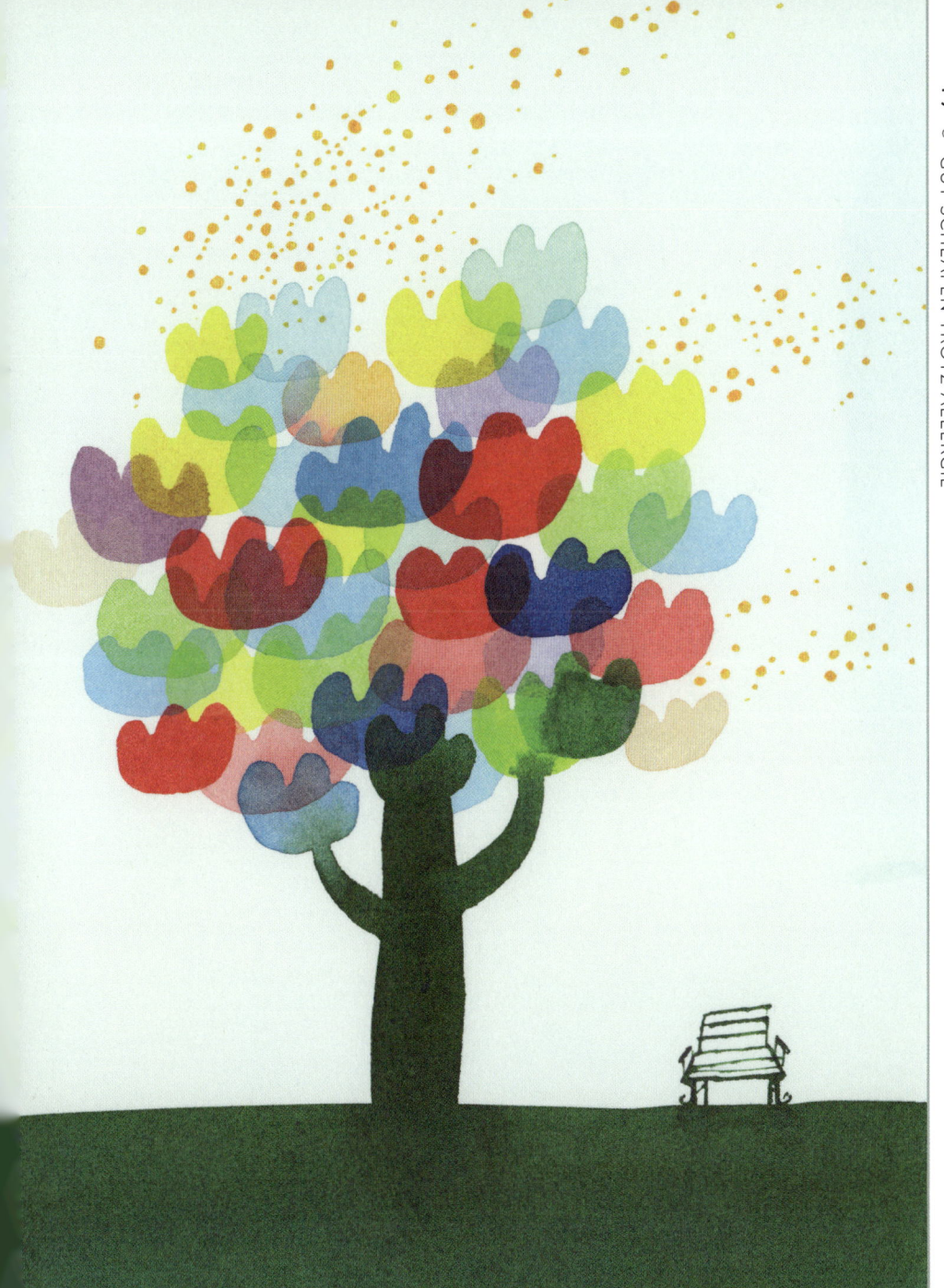

DIGITALE AUSZEIT

Das Schlafhormon Melatonin bereitet den Körper auf die Ruhephase vor, indem es mehrere interne Abläufe verlangsamt. Allerdings kann seine Produktion durch das Licht von Tablets, Smartphones und anderen Geräten um bis zu 25 % verringert werden. Das lässt sich mit den richtigen Strategien vermeiden.

WAS IST BLAUES LICHT?

Die Produktion von Melatonin beginnt, wenn das Tageslicht schwindet. Je dunkler es wird, desto mehr davon schüttet der Körper aus, um sich auf den Schlaf vorzubereiten. Licht hemmt diesen Vorgang. Fernseher, Monitore, Tablets und Smartphones sind daher nicht hilfreich, vor allem weil sie intensives, kurzwelliges (bläuliches) Licht abgeben. Das wirkt besonders stark, da es wegen seiner kurzen Wellenlänge am energiereichsten ist.

SCHÄDEN VORBEUGEN

Gegen die Wirkung des blauen Lichts können Sie etwas tun.

- Versuchen Sie, tagsüber Sonne zu tanken. Dadurch steigt der Serotoninspiegel, was wiederum stimmungsaufhellend wirkt.

- Wenn Sie abends digitale Geräte nutzen, regulieren Sie die Helligkeit herunter.

- Falls das möglich ist, stellen Sie den »Nachtmodus« ein, dann hat das Licht höhere Rot- und Grünanteile.

- Helle LED-Leuchtmittel verbrauchen wenig Energie. Hier gilt: Kaltweißes Licht hat einen hohen Blauanteil und eignet sich daher nicht für das Schlafzimmer. Günstiger ist gelbliches oder rötliches Licht.

- Schalten Sie alle Bildschirmgeräte (vor allem das Smartphone) eine Stunde vor dem Schlafengehen ab, um dem Körper genügend Zeit für die Melatoninproduktion zu geben.

- Nutzen Sie die »digitale Auszeit«, um sich bewusst auf den Schlaf vorzubereiten, beispielsweise indem Sie sich in der warmen Badewanne entspannen.

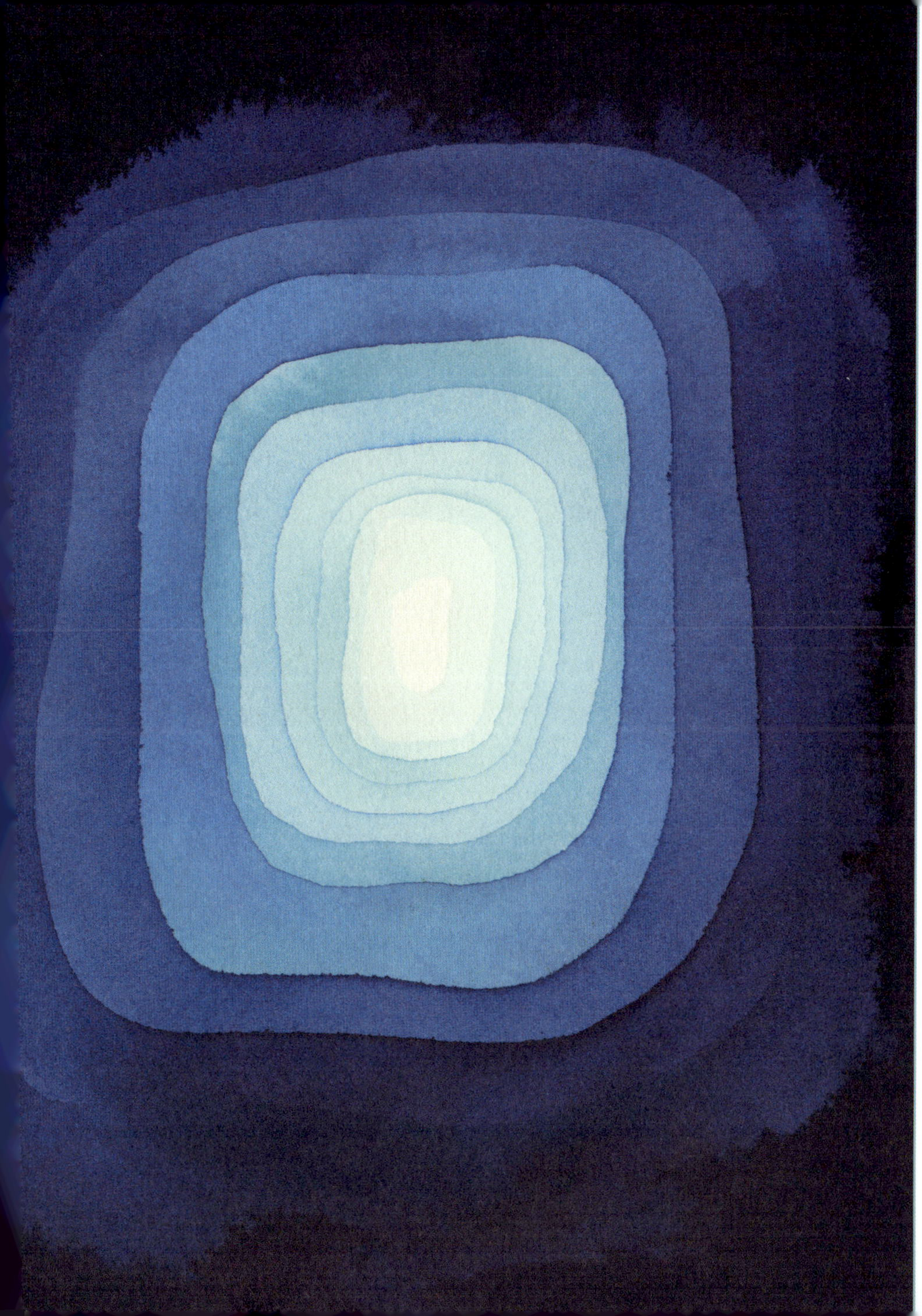

LÄSTIGE GERÄUSCHE

Wir Menschen sind unterschiedlich lärmempfindlich.
Störende Geräusche können uns am Einschlafen hindern oder
sie bewirken, dass wir plötzlich aus dem Schlaf hochschrecken.
Es gibt jedoch Möglichkeiten, dem zu begegnen.

Manche Geräusche lassen sich leicht abstellen, auf andere haben wir keinen Einfluss. Uns bleibt dann nur, ihre störende Wirkung zu verringern.

• **In der Wohnung:** Ein brummender Kühlschrank verstummt, indem man den Thermostat anders einstellt. Tickende Uhren kann man umhängen und einen schnarchenden Bettgenossen bitten, seine Atembeschwerden in den Griff zu bekommen.

• **Außengeräusche:** Schließen Sie Fenster und Türen, um Straßenlärm auszusperren. Auch doppelt oder dreifach verglaste Fenster wirken lärmdämmend. Bei lauten Nachbarn kann die Dämmwirkung von Teppichen, Vorhängen und Polstermöbeln helfen. Möglich, aber teuer ist die Dämmung von Wänden, Fußboden und Decke.

In einer neuen Wohnung werden Geräusche oft besonders stark wahrgenommen. Das Gehirn braucht Zeit, um sich an sie zu gewöhnen.

LÄRM ÜBERLAGERN

Manchmal hilft es, störende durch angenehmere Geräusche zu überlagern. Weißes Rauschen, binaurale Beats (siehe Seite 54–55) oder sogar ein Deckenventilator im Schlafzimmer können sie überdecken und im Gehirn mit schlaffördernden niedrigeren Frequenzen synchronisieren. Ähnlich funktionieren Naturgeräusche wie Regen oder raschelnde Blätter.

DIE RICHTIGE EINSTELLUNG

Selbst wenn Sie keine Kontrolle über die Störgeräusche haben, können Sie Ihre Reaktion darauf beeinflussen. Man kann lernen, Lärm auszublenden, um den Stress, den er verursacht, zu vermeiden. Auch Atemübungen (siehe Seite 92–93), Visualisierungen (siehe Seite 60–61) und Meditationstechniken (siehe Seite 58–59) haben sich als hilfreich erwiesen.

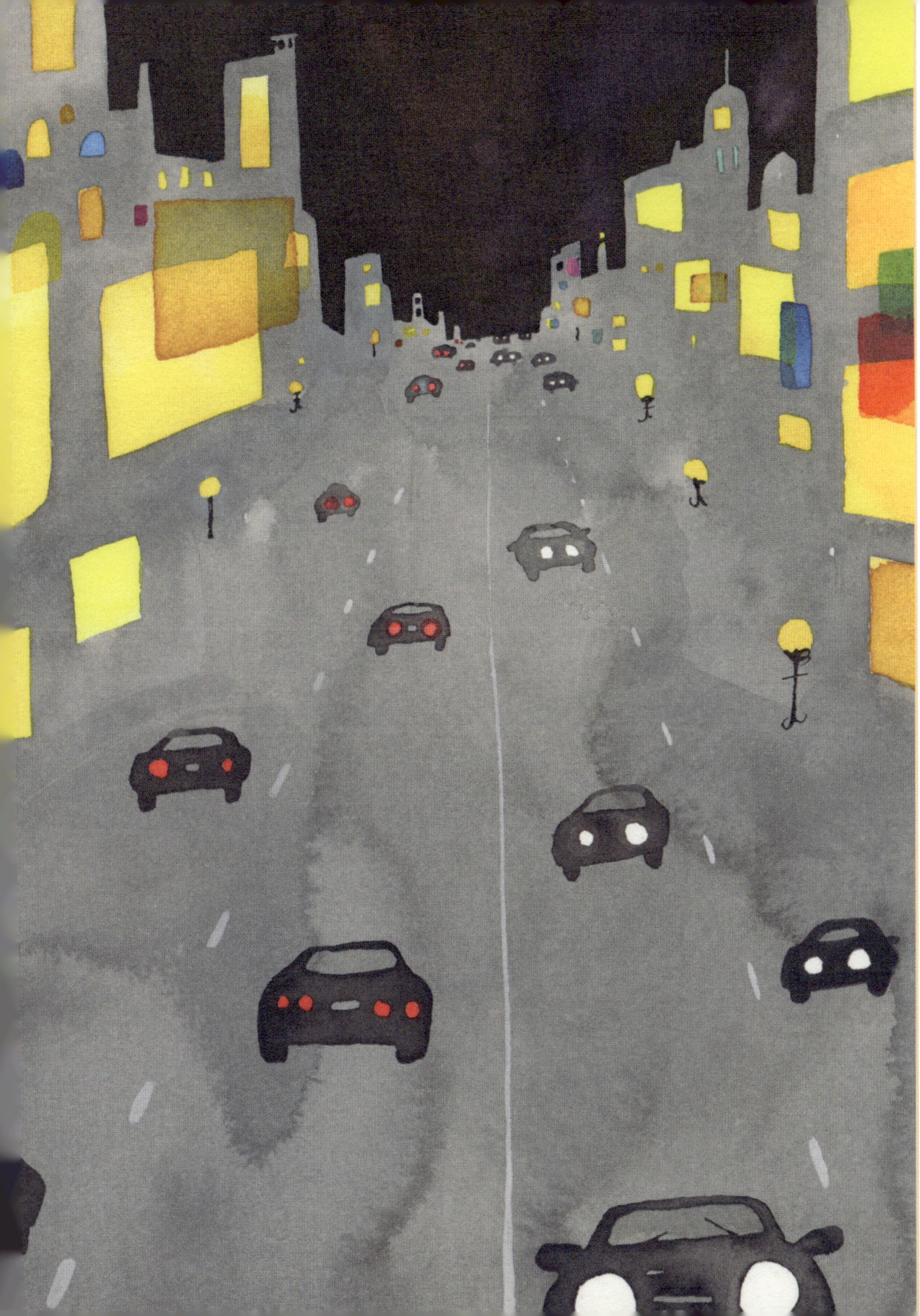

NACH STÖRUNGEN WIEDER EINSCHLAFEN

Es ist sehr ärgerlich, mitten in der Nacht aufzuwachen. Aber noch viel schlimmer finden es die meisten, wenn sie dann nicht wieder einschlafen können. Mit den richtigen Strategien lassen sich solche Probleme verringern.

Wer einen leichten Schlaf hat oder in einer lauten Umgebung wohnt, kennt das Problem, nachts geweckt zu werden. Wenn Sie dann schlecht wieder einschlafen können, probieren Sie die folgenden Tipps aus.

• **Dunkelheit:** Wenn helle Straßenbeleuchtung stört, schaffen Verdunklungsvorhänge oder Rollos Abhilfe. Sie könnten auch eine Schlafmaske testen. Manche sind mit einem Gel gefüllt und können erwärmt oder gekühlt werden, andere sind mit beruhigenden Kräutern parfümiert.

• **Lärmdämmung:** Falls Lärm verhindert, dass Sie wieder einschlafen, können Ohrstöpsel helfen. Es gibt preiswerte Einwegmodelle aus Schaumstoff und wiederverwendbare aus Silikon. Sie sind leicht einzusetzen und relativ angenehm zu tragen. Mit Wachs imprägnierte Stöpsel passen sich der Form des Ohrs an und blenden Geräusche am besten aus.

TIPPS ZUM EINSCHLAFEN

Wenn Sie doch aufwachen, regen Sie sich nicht auf. Denn dadurch entsteht Stress, der das Einschlafen erschwert. Versuchen Sie es mal anders:

• **Nicht auf die Uhr schauen:** Das Wachliegen wird nur belastender, wenn Sie die Minuten zählen.

• **Entspannungsübungen im Bett:** Spannen Sie die Füße fest an. Bis fünf zählen und wieder entspannen. Wiederholen Sie die Übung mit den Waden. Arbeiten Sie sich langsam am Körper aufwärts bis zum Kopf hoch.

• **Aufstehen:** Wenn die Entspannungsübung nicht hilft, stehen Sie auf. Dann gehen Sie in einen anderen Raum. Lesen Sie ein Buch oder eine Zeitschrift. Schalten Sie nur gedämpftes Licht ein, drehen Sie die Heizung nicht höher und schalten Sie weder Fernseher noch Handy ein. Wenn Sie schläfrig werden, gehen Sie zuversichtlich wieder ins Bett.

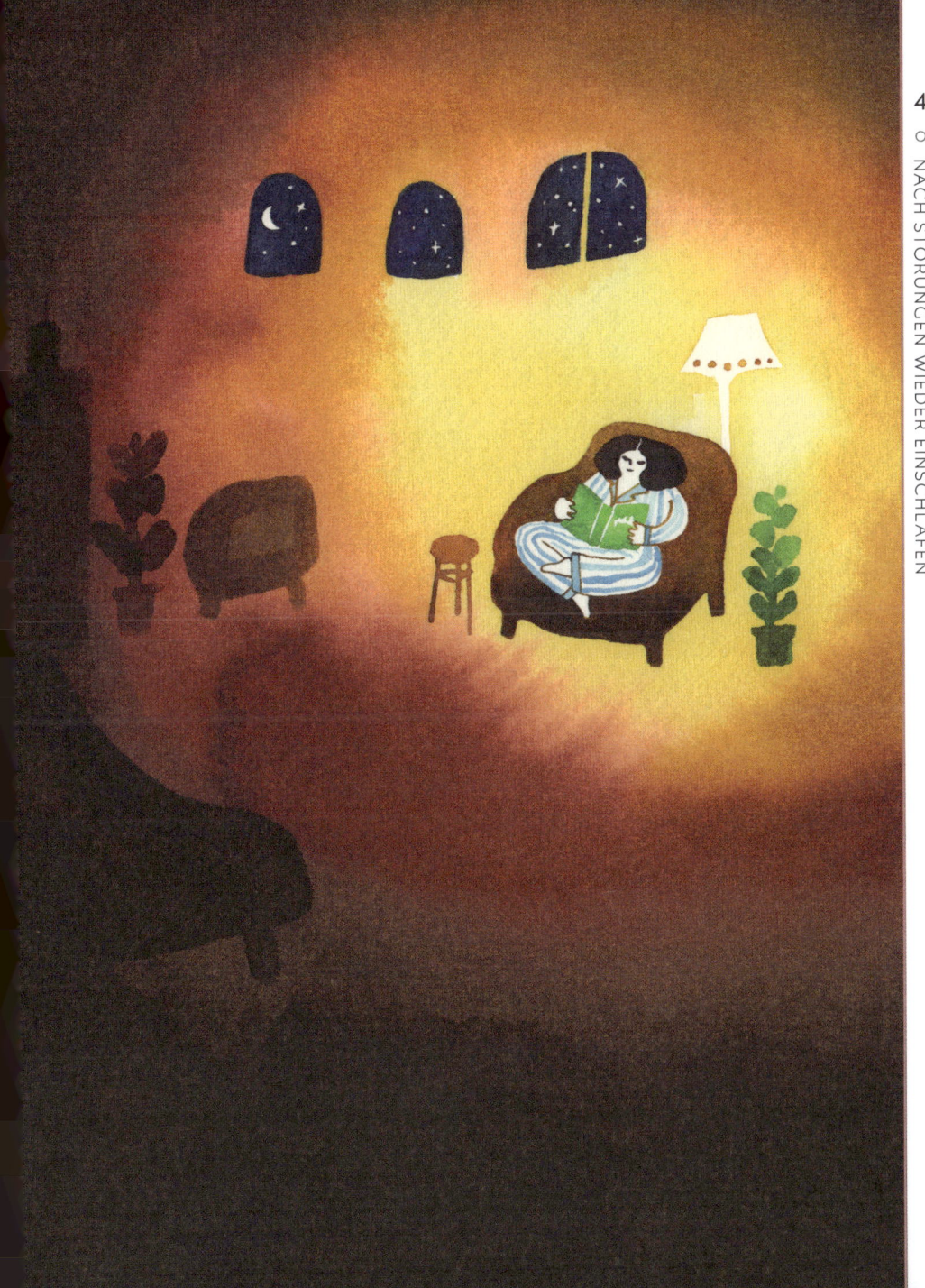

DER GEIST

Je klarer und ruhiger unser Geist ist, desto leichter finden wir abends Ruhe. Dieses Kapitel zeigt Möglichkeiten auf, Stress und nervöse Anspannung zu lindern. Außerdem geht es darum, besser wahrzunehmen, welche Denkvorgänge uns am Herunterschalten hindern und wie sich daran etwas ändern lässt.

DIE GEDANKEN NEU AUSRICHTEN

Durch die Kraft der Fantasie lässt sich die Schlafqualität verbessern. Wenn Sie sich vorstellen, richtig gut zu schlafen, können körperliche und hormonelle Veränderungen angestoßen werden, die das Einschlafen erleichtern.

Achten Sie zur Bettzeit bewusst darauf, wie Sie über Ihren Schlaf denken: positiv oder negativ? Rechnen Sie damit, wieder einmal nicht schlafen zu können? Befürchten Sie, dass der Schlafmangel Sie auf lange Sicht krank machen wird?

• **Negative Erwartungen:** Wenn Sie davon ausgehen, schlecht zu schlafen, wird sich diese Erwartung wahrscheinlich erfüllen. Denn das Sorgen verursacht Stress, der Körper schüttet mehr Adrenalin und Cortisol aus, Sie sind angespannt. All das ist nicht förderlich für guten Schlaf.

• **Bewusst umdenken:** Wenn Sie sich bei negativen Gedanken über Ihren Schlaf ertappen, dann halten Sie inne und sagen Sie sich ganz bewusst das Gegenteil von dem vor, was Sie gerade gedacht haben. Das klingt banal, aber auf diese Weise können Sie neue Denkmuster einüben.

• **Visualisieren** (siehe Seite 60–61): Je öfter Sie diese Methode anwenden, desto leichter wird es Ihnen fallen, negative Erwartungen durch positive, hoffnungsvolle zu ersetzen. Glauben Sie fest an die Kraft Ihres Geistes und daran, dass Veränderung möglich ist.

»Wenn Sie davon ausgehen,
schlecht zu schlafen, wird sich diese
Erwartung wahrscheinlich erfüllen.«

THERAPIE

Bei schwerwiegenden Schlafproblemen sollten Sie über professionelle Hilfe nachdenken. Sprechen Sie mit Ihrem Hausarzt darüber, welche Möglichkeiten bestehen. Hilfreiche Adressen finden Sie auf Seite 142–143.

• **Cognitive Focusing** ist eine Technik, die darauf abzielt, negative Denkmuster in positive zu verwandeln.

• **Systematische Desensibilisierung** ist eine Variante des Cognitive Focusing, bei der geschriebene Listen eingesetzt werden. Negative Assoziationen werden notiert und durch positive ersetzt, um sie unschädlich zu machen.

• **Schlafentzugstherapie** soll das Gehirn systematisch darauf trainieren, das Bett als Ort der Ruhe zu erkennen, statt es mit belastender Wachheit zu assoziieren. Dabei werden unter anderem strenge Routinen eingeübt, etwa feste Schlafens- und Aufwachzeiten.

• **Kognitive Verhaltenstherapie** zielt darauf ab, negative Muster zu hinterfragen, um sie langfristig durch positivere Gedanken und Verhaltensweisen zu ersetzen (siehe Seite 66–67).

SCHÖNE TRÄUME, GUTER SCHLAF

In Studien wurde nachgewiesen, dass angenehme Träume die Schlafqualität und das Allgemeinbefinden verbessern. Wenn Sie regelmäßig erschöpft statt erholt aufwachen, könnte es an dem liegen, was Sie träumen.

TRÄUME NEU INSZENIEREN

Die Frage ist, was wir aktiv dafür tun können, schöner zu träumen. Der erste Schritt ist ganz einfach: Versuchen Sie, positiv gestimmt ins Bett zu gehen.

Ein Weg in diese Richtung schlägt auch die Albtraumtherapie ein. Dabei geht es darum, sich unangenehme Träume in Erinnerung zu rufen und sich für sie einen positiven Ausgang vorzustellen. Wenn Sie das etwa 15 Minuten vor dem Schlafengehen tun, bereiten Sie Ihren Geist auf angenehme Gedanken während des Schlafs vor.

UNGESTRESST SCHLAFENGEHEN

Unter Stress und Ärger produziert der Körper die Hormone Adrenalin und Noradrenalin. Beide stören den REM-Schlaf, also die Phase, in der wir am meisten träumen. Menschen, die gestresst sind, schlafen nicht nur weniger, sondern träumen auch seltener.

Beim Träumen werden aber Erlebnisse, Emotionen und Erinnerungen verarbeitet – und all das kommt bei gestressten Menschen zu kurz. Der so entstehende Teufelskreis lässt sich nur durchbrechen, wenn Sie es schaffen, entspannt und ruhig ins Bett zu gehen. Das lässt sich beispielsweise mit Yoga (siehe Seite 84–85) oder einer Meditation (siehe Seite 58–59) erreichen.

TRAUMTAGEBUCH

Betrachten Sie das träumende Gehirn als guten Ratgeber und hören Sie ihm zu. Ein Traumtagebuch kann dabei helfen. Notieren Sie nicht nur, was Sie geträumt haben, sondern auch, was Sie dabei empfunden haben und wie Ihre Gefühlslage vor dem Schlafengehen war. Wahrscheinlich werden sich bald Muster herauskristallisieren, die Sie durchdenken und an denen Sie arbeiten können.

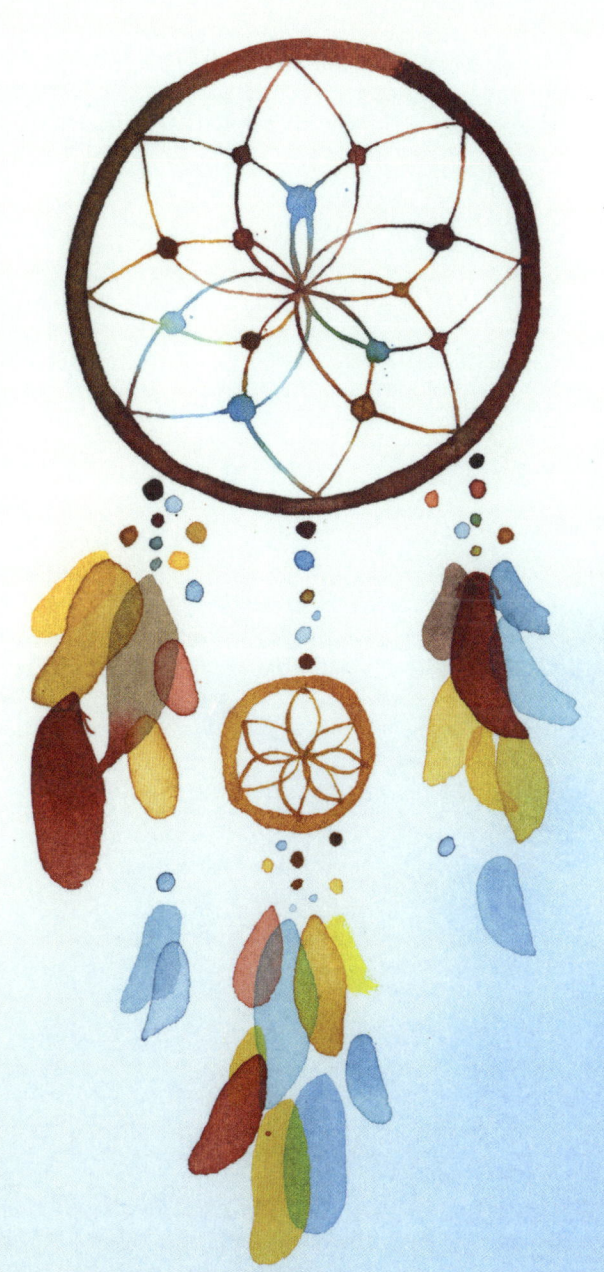

FARBEN FÜR BESSEREN SCHLAF

Farben beeinflussen unsere Gemütslage. Das gilt in der natürlichen Umgebung, etwa für Blumen, Bäume, Meer und Himmel, ebenso für unsere Kleidung oder unsere Wohnungseinrichtung. Wer die Wirkung von Farben auf die Stimmung versteht, kann sie gezielt einsetzen, um seinen Schlaf zu verbessern.

Studien belegen, dass die meisten Menschen warme Farben (Rot und Orange) als anregend empfinden, kühle Farben (Blau und Grün) hingegen als beruhigend. Für das Schlafzimmer sind Letztere besser geeignet, um Ruhe in den Raum zu bringen.

Bei einer englischen Studie nahmen die Probanden vor allem blaue Wände und Möbel als beruhigend wahr, gefolgt von Grün und Gelb bei der Raumausstattung. Rot, Violett und Braun wurden als weniger entspannend beschrieben.

Auch die Farbintensität spielt eine Rolle. Gedämpfte, sanfte Farbtöne wirken ruhiger als kräftige Primärfarben.

DIE RICHTIGE BELEUCHTUNG

Auch der Farbton des Lichts kann sich auf die Schlafqualität auswirken.

• **Rotes Licht** ist langwellig und beeinflusst die Produktion von Melatonin am wenigsten. Vor allem für Nachttischleuchten sind darum rötliche Glühlampen eine gute Wahl.

• **Gelbes Licht** fördert die Produktion von Serotonin, das wach macht und Sorgen verstärken kann.

• **Blaues Licht** sollten Sie meiden, denn es hemmt die Melatoninproduktion (siehe Seite 36–37). Das gilt besonders für Kinder, bei denen die Licht- und Farbrezeptoren in den Augen besonders empfindlich sind.

RAUS IN DIE NATUR!

Es ist erwiesen, dass direkter Kontakt zur Natur das allgemeine Wohlbefinden steigert. Draußen zu sein löst Gefühle in uns aus, die uns zufriedener machen, beim Entspannen helfen und gut schlafen lassen.

Bewegung in der Natur wirkt sich positiv auf uns Menschen aus: Sie fördert die Gesamtgesundheit und verhilft zu emotionaler Ausgeglichenheit. Ein Spaziergang wirkt erholsam und belebend, vor allem wenn wir all unsere Sinne einsetzen. Achten Sie bewusst auf Gerüche und Geräusche: das Rauschen der Wellen am Strand, melodisches Vogelgezwitscher oder den Duft von Blüten.

Es ist eine Form von Achtsamkeit, die Rhythmen und Klänge der Natur wahrzunehmen, um Körper und Geist zu beruhigen. Solche Maßnahmen lassen sich ganz einfach umsetzen. Probieren Sie es aus: Sie werden feststellen, dass Sie sich wohler fühlen und besser schlafen.

MEHRFACHNUTZEN

Der Aufenthalt in der Natur hat noch weitere messbare Vorteile. Würzige, ozonhaltige Seeluft beispielsweise enthält negative Ionen, die den Körper bei der Aufnahme von Sauerstoff unterstützen. Dadurch wiederum wird die Ausschüttung des Glückshormons Serotonin und des Schlafhormons Melatonin angekurbelt.

Forscher haben außerdem herausgefunden, dass der Aufenthalt in der Natur oxidativen Stress reduziert, der unter anderem Schlafprobleme verursachen kann. Hervorgerufen wird er durch ein Defizit heilender Antioxidantien in den Körperzellen und einen Überschuss an schädlichen freien Radikalen. Es ist erwiesen, dass Bewegung an der frischen Luft diesem Missverhältnis entgegenwirkt. Sie können also selbst etwas tun, um den oxidativen Stress zu verringern:

• **Sanfte Bewegung im Freien,** etwa Spaziergänge oder Gartenarbeit.
• **Saubere Luft atmen,** beispielsweise auf dem Land oder an der Küste.
• **Stress und Anspannung abbauen,** beispielsweise durch Achtsamkeitsübungen.

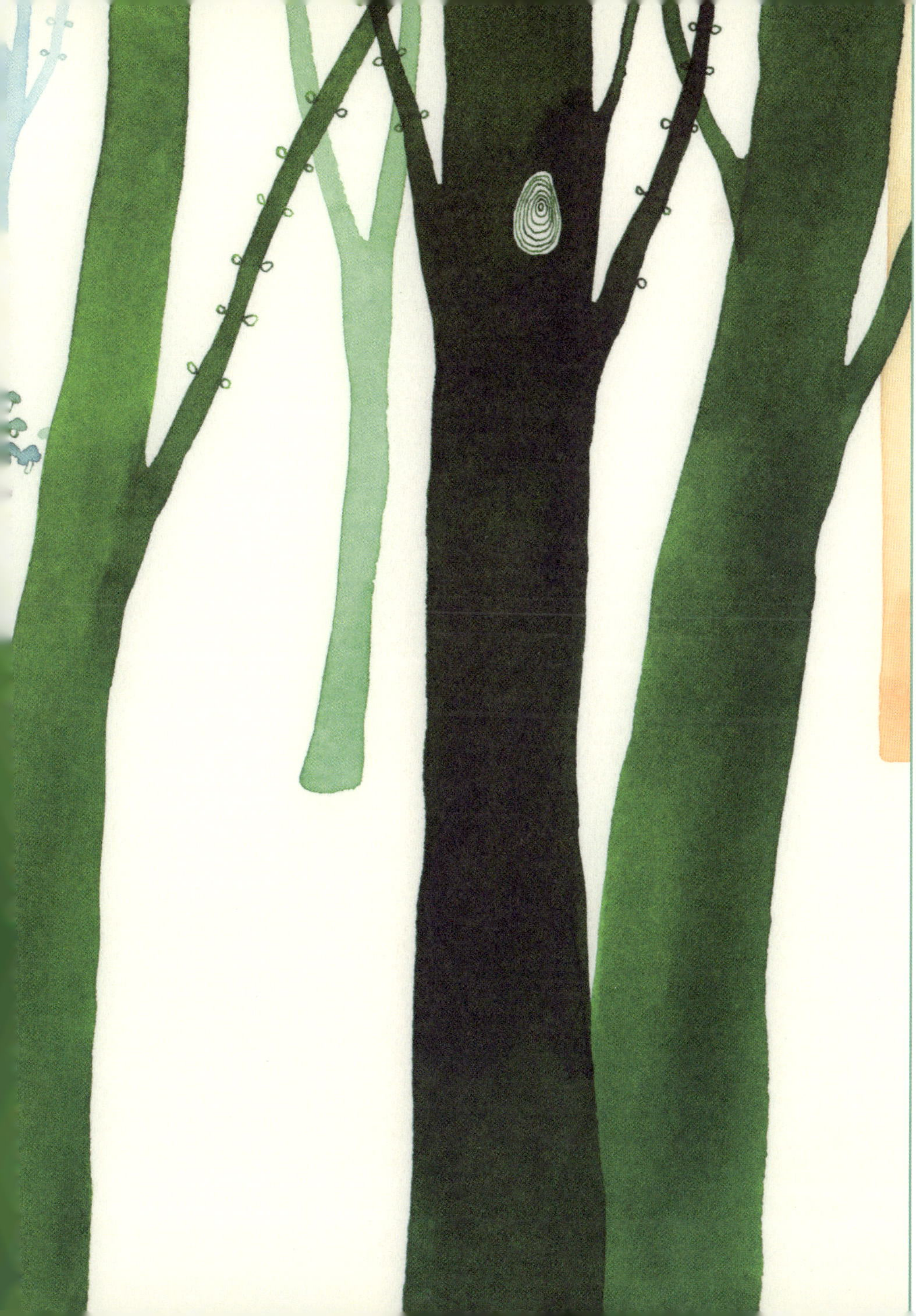

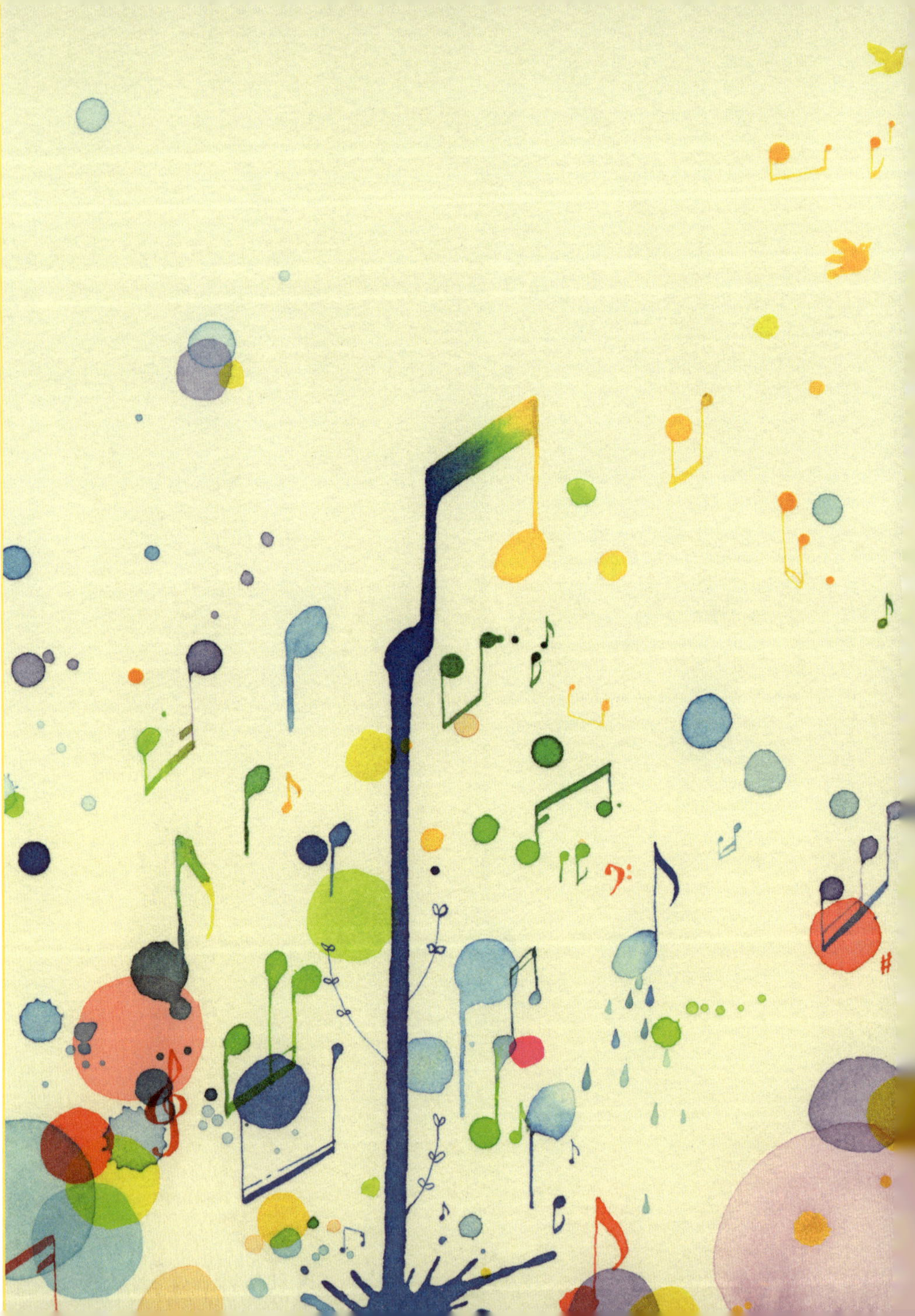

ENTSPANNT SCHLAFEN MIT MUSIK

Wenn wir Musik hören, die uns gefällt, wird mehr Dopamin im Körper gebildet. Dieses Hormon beeinflusst unsere Stimmungslage und spielt auch eine Rolle bei der Melatoninproduktion. Es besteht also ein direkter Zusammenhang zwischen Musik, Stimmung und Schlaf.

Wer besser schlafen möchte, kann bis zu einer Stunde vor dem Schlafengehen Musik hören – nicht *im* Bett, denn das sollte ein Ort der Ruhe sein.

WIE MUSIK WIRKT

Studien haben belegt, dass Musik folgende Effekte haben kann:

• **Verlangsamter Puls,** der Körper geht allmählich in den Schlafmodus.

• **Bessere, regelmäßige Atmung,** ebenfalls hilfreich für guten Schlaf.

• **Niedrigerer Blutdruck,** ein Anzeichen dafür, dass Stress und Nervosität abklingen und Entspannung einsetzt.

• **Entspannung der Muskeln;** es ist nahezu unmöglich, mit verspanntem Körper zu schlafen.

Erwachsene, die abends Musik hören, schlafen meistens nicht nur schneller ein. Sie schlafen auch länger, wachen in der Nacht seltener auf und fühlen sich morgens ausgeruhter. Das liegt daran, dass Musik direkt auf den Parasympathikus wirkt und so dem Körper hilft, sich auf den Schlaf vorzubereiten.

WELCHE MUSIK?

Ideal ist sanfte Instrumentalmusik, denn gesungene Texte können die Gedanken beschäftigen und deshalb ablenken. Auch die folgenden Eigenschaften haben sich bewährt:

• **Ruhiger, regelmäßiger Rhythmus** hat eine leicht hypnotische Wirkung.

• **Tiefe Töne** wirken beruhigender als hohe Tonfrequenzen.

• **Langsames Tempo,** etwa 60 bis 80 Taktschläge pro Minute (bpm); die Herzfrequenz schwingt sich dann auf den Takt der Musik ein.

BERUHIGENDE GERÄUSCHE

Es hört sich im ersten Moment widersinnig an, dass
ausgerechnet Geräusche den Schlaf fördern sollen. Tatsächlich
helfen aber bestimmte Klänge vielen Menschen, zur Ruhe
zu kommen und leichter ein- oder durchzuschlafen.

Wer im Bett liegt und nicht einschlafen kann, gerät leicht in Versuchung,
beruhigende Musik zu hören. Das ist
keine gute Idee. Vor dem Zubettgehen
kann das hilfreich sein, um herunter-
zukommen und sich auf den Schaf
vorzubereiten (siehe Seite 52–53), doch
als Einschlafhilfe taugt es nicht, weil
Musik anregend wirkt. Gesungene
Texte können sich als Ohrwurm im
Gehirn festsetzen und es beschäftigt
halten. Zudem weckt Musik Emotionen, was das Einschlafen erschweren
kann. Besser sind neutrale Geräusche,
die keiner Melodie folgen und nichts
Persönliches transportieren.

NIEDRIGE FREQUENZEN

Unser Gehirn ist darauf ausgerichtet,
potenziell gefährliche Reize von außen
wahrzunehmen und auf sie zu reagieren. Unerwartete, laute oder hohe
Geräusche drängen sich automatisch
in den Vordergrund, das Gehirn wird
in Alarmbereitschaft versetzt, also in
einen Zustand, in dem Schlaf uner-
wünscht ist. Gleichmäßige Geräusche
mit niedriger Frequenz bewirken, dass
das Gehirn loslässt und die Gedanken
wandern. In diesem Zustand schlafen
wir leicht ein. Die folgenden Klänge
haben sich als besonders schlaffördernd erwiesen:

»Gleichmäßige Geräusche mit niedriger Frequenz bewirken, dass das Gehirn loslässt und die Gedanken wandern. In diesem Zustand schlafen wir leicht ein.«

• **Weißes Rauschen:** Es setzt sich aus allen Tonfrequenzen zusammen, die unser Ohr wahrnehmen kann. Sie verschmelzen zu einem einzigen, beruhigenden Geräusch. Man kann Geräte kaufen, die dieses Rauschen erzeugen, oder entsprechende Apps herunterladen. Ein Ventilator oder ein Luftreiniger können den gleichen Zweck erfüllen.

• **Naturgeräusche:** Es ist bekannt, dass gleichmäßiges Plätschern von sanftem Regen oder das Rauschen von Meereswellen beruhigend wirkt. Der regelmäßige Rhythmus signalisiert dem Gehirn, dass wir in Sicherheit sind und ganz beruhigt einschlafen können. Tonaufnahmen verschiedenster Naturgeräusche gibt es zu kaufen.

• **Binaurale Beats:** Diese Klänge setzen sich aus pulsierenden Schallwellen mit zwei verschiedenen Frequenzen zusammen. Jede der beiden Frequenzen wird jeweils mit einem Ohr gehört. Binaurale Beats verlangsamen die Gehirntätigkeit, dadurch wirken sie meditativ und schlaffördernd. Entsprechende Sound-Dateien kann man sich aus dem Internet herunterladen. Kopfhörer, die extra fürs Tragen beim Schlafen entwickelt wurden, sind ebenfalls erhältlich.

WORK-LIFE-BALANCE

Wer es schafft, ein gutes Gleichgewicht zwischen beruflichen Verpflichtungen, Familie, Freizeit und Erholung zu finden, schläft meist besser. Das ist in unserer hektischen Zeit nicht immer leicht. Die folgenden Tipps können Ihnen helfen, diesem Ziel näher zu kommen.

BEWUSST FEIERABEND MACHEN

Für viele Menschen fängt der Arbeitstag früh an und Überstunden sind die Regel. Das kann zu Schlafstörungen führen. Umso wichtiger ist es, eine klare Grenze zwischen Beruf und Privatleben zu ziehen. Das gilt besonders im digitalen Zeitalter, in dem wir meinen, jederzeit erreichbar sein zu müssen. Ein kleines Ritual kann Ihnen dabei helfen, das Ende der Arbeitszeit und den Beginn der Freizeit ganz bewusst zu markieren.

ZEIT FÜR KREATIVITÄT

Nutzen Sie die so gewonnene Zeit für verschiedene Aktivitäten und Hobbys. Wir Menschen fühlen uns generell ausgeglichener, wenn nicht nur der rationale Teil unseres Gehirns, sondern auch unsere kreativen Fähigkeiten zum Einsatz kommen.

DAS POSITIVE SEHEN

Eine einfache Visualisierungsübung kann helfen, die Stimmung zu verbessern. Erinnern Sie sich an ein schönes oder lustiges Ereignis und rufen Sie es sich in allen Details ins Gedächtnis. So kurbeln Sie die Ausschüttung der Glückshormone Dopamin und Serotonin an. Diese Übung können Sie nicht nur vor dem Schlafengehen ausführen, sondern immer dann, wenn Ihre Stimmung etwas Aufwind vertragen kann.

BEZIEHUNGEN PFLEGEN

Wer mit Menschen, die ihm nahe stehen, über seine Gefühle reden kann, wird seltener von Sorgen und Zweifeln geplagt. Reden Sie miteinander, zum Beispiel bei den Mahlzeiten. Am besten schalten Sie dabei Fernseher und Handy aus, um wirklich aufeinander eingehen zu können.

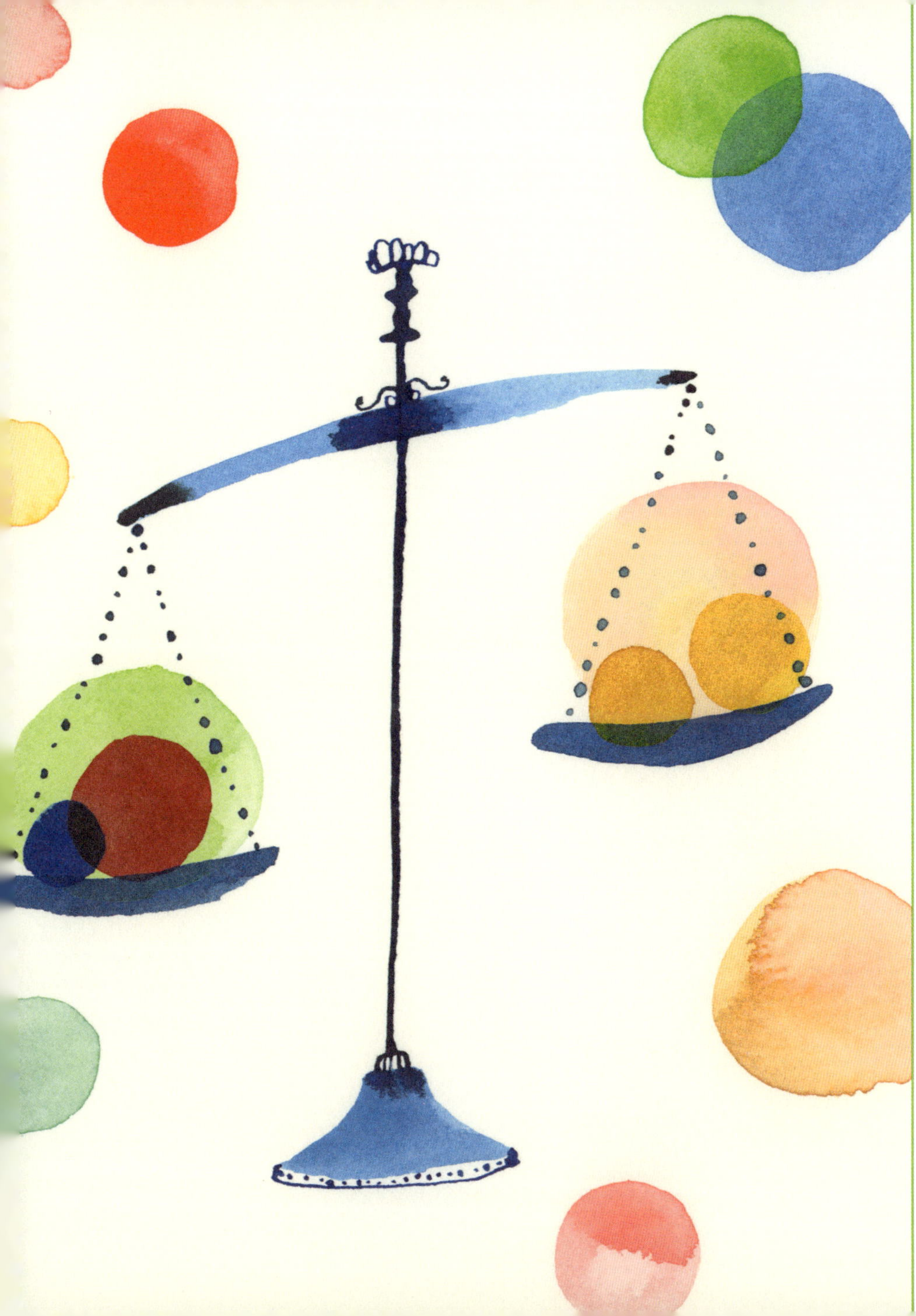

MEDITATION ZUR ACHTSAMKEIT

Meditation bedeutet Konzentration, um Geist und Körper zur Ruhe zu bringen. Sie wirkt positiv auf das Allgemeinbefinden und fördert nachweislich guten Schlaf. Das Meditieren kann etwas Übung erfordern. Wichtig ist, dass Sie sich keine Gedanken darüber machen, ob Sie es »richtig« machen. Nehmen Sie die Erfahrung einfach so an, wie Sie sie erleben.

02

Atmen Sie mit geschlossenen Augen eine Weile gleichmäßig tief ein und aus. Konzentrieren Sie sich auf Ihren Atem, nehmen Sie Ihren Körper wahr. Lassen Sie los.

01

Schalten Sie Fernseher, Radio und alle Telefone aus. Setzen Sie sich an einem ruhigen Platz auf den Boden oder auf einen Stuhl. Der Rücken ist gerade, die Füße berühren den Boden.

GUT ZU WISSEN

NUTZEN Beruhigt den Geist, verlangsamt den Puls, reguliert das Nervensystem, lindert Stress und nervöse Anspannung.

ZEIT Am besten täglich vor dem Schlafengehen. Mit 1–2 Minuten beginnen, nach 2–3 Wochen auf 15 Minuten steigern.

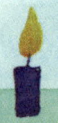

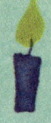

03

Wenn Ihnen Gedanken
durch den Kopf gehen,
lassen Sie sie einfach wie
Wolken vorüberziehen.
Erzwingen Sie nichts. Seien
Sie behutsam mit sich
selbst.

04

Achten Sie auf Geräusche
oder Gerüche im Raum. Spüren
Sie, ob Ihnen heiß, warm oder kühl
ist. Nehmen Sie den Kontakt der
Füße zum Boden wahr.
Konzentrieren Sie sich dabei
weiter auf Ihre Atmung.

05

Wenn Sie bereit sind,
öffnen Sie langsam die Augen.
Machen Sie sich das konzen-
trierte, ruhige Gefühl bewusst.
Versuchen Sie, diese
Empfindung mit in die
Nacht zu nehmen.

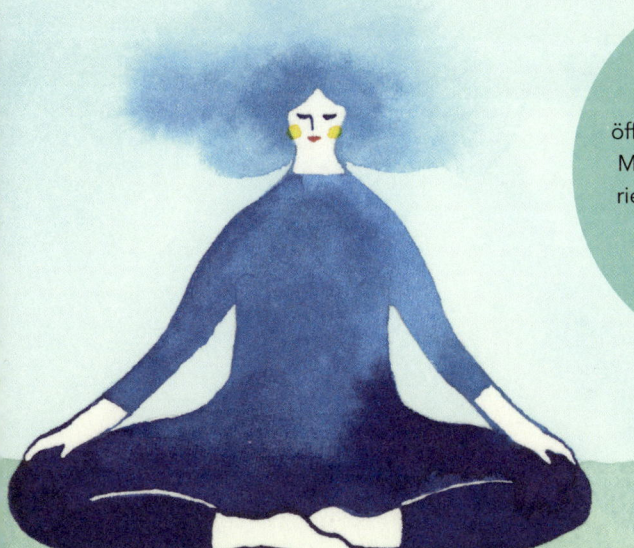
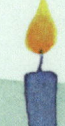

01

Legen Sie sich ruhig hin und schließen Sie dann die Augen. Atmen Sie dreimal langsam tief ein und aus. Stellen Sie sich vor, wie beim Einatmen belebendes weißes Licht in den Körper hineinströmt und beim Ausatmen negative Energien den Körper verlassen.

02

Atmen Sie bewusst weiter. Spannen Sie die Zehen mindestens 20 Sekunden fest an, dann wieder entspannen. Wiederholen Sie dies mit Waden, Oberschenkeln, Gesäß, Rücken, Händen, Armen, Schultern, Brust, Hals und zuletzt dem Gesicht. Stellen Sie sich vor, dass eine Welle durch den Körper flutet und ihn mit jedem Atemzug mehr entspannt.

ENTSPANNUNGSÜBUNG FÜR JEDEN TAG

Durch Übungen, die für Entspannung sorgen, verlangsamt sich der Puls, sinkt der Blutdruck und es werden mehr Glückshormone ausgeschüttet. All das hilft, Stress und Nervosität zu lindern. Diese Praxis aus dem Reiki vermittelt eine innere Ruhe, die den ganzen Tag über bis zur Schlafenszeit anhält.

03

Stellen Sie sich nun vor, wie sie ein paar Stufen in einen Garten voller Sommerblumen hinabsteigen. Nehmen Sie den blauen Himmel und die Sonnenwärme auf der Haut wahr. Setzen Sie sich auf eine Bank unter einem Baum. Schließen Sie die Augen und lassen Sie den Geist ganz leer werden.

04

Spüren Sie bewusst Dankbarkeit für alle positiven Dinge in Ihrem Leben. Glauben Sie an Ihre eigenen Fähigkeiten und fühlen Sie, wie Sie stärker werden. Bleiben Sie so lange an dem Fantasieort, wie Sie möchten.

05

Wenn Sie bereit sind, stellen Sie sich vor, wie Sie ruhig und entspannt durch den Garten zurückgehen und die Stufen wieder hinaufsteigen. Öffnen Sie die Augen und starten Sie in den Tag.

GUT ZU WISSEN

NUTZEN Beruhigt den Geist, lindert körperliche Anspannung, wirkt anhaltend beruhigend und fördert den Schlaf.

ZEIT Im Idealfall täglich, am besten morgens. So lange wie nötig, jedoch möglichst nicht kürzer als 10 Minuten.

01

Sie liegen bequem im Bett.
Atmen Sie langsam und tief ein und
aus, erzwingen Sie nichts. Achten Sie
darauf, wie sich Ihre Brust hebt und
senkt und wie sich Ihr Körper anfühlt.
Zählen Sie beim Einatmen bis sieben.
Halten Sie die Luft an und zählen Sie
bis fünf. Danach ausatmen und bis
sieben zählen. Einige Minuten
lang wiederholen.

02

Atmen Sie wieder langsam
und tief. Nun die Muskeln bewusst anspannen und entspannen.
Beginnen Sie mit den Zehen und
arbeiten Sie sich langsam zum
Kopf hoch. Beim Einatmen
spannen Sie an, beim Ausatmen
entspannen Sie wieder.

DIE GEDANKEN ABSCHALTEN

Manchmal wirbeln so viele Gedanken in unserem Kopf
herum, dass wir einfach nicht einschlafen können – obwohl
wir todmüde sind. Diese einfache Übung hilft, am Abend
den unruhigen Geist zur Ruhe zu bringen.

04

Zählen Sie nun mit jedem vollständigen Atemzug von 1000 rückwärts. So kann sich das Gehirn nicht mit belastenden Gedanken beschäftigen. Lange bevor Sie bei Null angekommen sind, werden Sie eingeschlafen sein.

03

Stellen Sie sich nun Ihren Lieblingsort oder ein schönes Ereignis vor. Konzentrieren Sie sich auf Einzelheiten wie Wellenrauschen, den würzigen Duft von Seetang oder den Wind im Gesicht. Je intensiver Sie sich die Details vorstellen, umso entspannter werden Sie sich fühlen.

GUT ZU WISSEN

NUTZEN Hilft, Denkprozesse zu verlangsamen und den Körper zu entspannen.

ZEIT Nehmen Sie sich für jeden Schritt so viel Zeit wie nötig. Bei Bedarf abends im Bett üben.

HYPNOTHERAPIE BEI SCHLAFSTÖRUNGEN

Hypnose ist eine Form der Entspannung. Sie bewirkt eine Verlangsamung der Gehirnwellen und einen Bewusstseinszustand, der sich mit dem bei einer Meditation oder einem Tagtraum vergleichen lässt. Unter Hypnose können Gedanken und Gefühle gelenkt werden – beispielsweise um besser und länger zu schlafen.

Wer diese Behandlung ausprobieren möchte, sollte sich an einen qualifizierten Therapeuten wenden, der sich auf Schlafprobleme spezialisiert hat. Eine Sitzung dauert etwa eine Stunde, meist sind mehrere Sitzungen erforderlich. Zu Beginn wird der Therapeut Sie ausführlich zu Ihrem Problem und zum gewünschten Ergebnis der Behandlung befragen.

Eine typische Hypnotherapie-Sitzung können Sie sich so vorstellen:

• **Sie schließen die Augen,** dann spricht der Therapeut zu Ihnen. Dieser erste Schritt dient dazu, Körper und Geist langsam zu entspannen und auf die Therapie vorzubereiten.

• **Während Sie sich entspannen,** achtet der Therapeut darauf, dass Sie ruhig sind, sich wohl fühlen und fortfahren möchten.

• **Mit Visualisierungen** und leiser, sanfter Stimme führt der Therapeut Sie in einen tiefen Entspannungszustand.

• **Die Therapie beginnt.** Der Therapeut zeigt Möglichkeiten auf, wie Sie wieder Kontrolle über Ihren Schlaf gewinnen können. Vielleicht gibt er Empfehlungen oder rät zu einer bestimmten Routine, die Sie befolgen sollten. Wegen des besonderen Entspannungszustands erreichen seine Worte Sie auf einer tieferen Bewusstseinsebene. Wenn Sie wieder zum normalen Zustand zurückkehren, können Sie die Empfehlungen nahezu automatisch und ohne nachzudenken umsetzen.

• **Langsam und vorsichtig** führt der Therapeut sie wieder auf die normale Bewusstseinsebene. Sie fühlen sich positiv, erfrischt und energiegeladen.

»Studien zeigen, dass der Therapieerfolg umso besser ausfällt, je positiver die Einstellung des Patienten gegenüber dieser Behandlungsform ist.«

VORTEILE DER HYPNOTHERAPIE

Die Hypnotherapie eignet sich für jeden. Falls psychische Erkrankungen vorliegen, sollte das mit dem Therapeuten vorab besprochen werden.

• **Die Behandlung ist einfach und sicher.** Medikamente kommen nicht zum Einsatz, Nebenwirkungen sind nicht zu erwarten.

• **Sie ermutigt, proaktiv zu sein.** Studien zeigen, dass der Therapieerfolg umso besser ausfällt, je positiver die Einstellung des Patienten gegenüber dieser Behandlungsform ist.

• **Als alternative Therapieform** kann sie parallel zu einer konventionellen Behandlung eingesetzt werden, ohne dass Neben- oder Wechselwirkungen zu befürchten sind.

• **Die Wirkung setzt schnell ein,** manchmal schon nach einer Sitzung. Spätestens nach einem Monat sollten Sie positive Veränderungen feststellen.

• **Nach Abschluss der Therapie** lässt sich die Behandlung eigenständig fortführen. Manche Therapeuten stellen Aufzeichnungen von Sitzungen zur Verfügung, die sich die Patienten zu Hause anhören können.

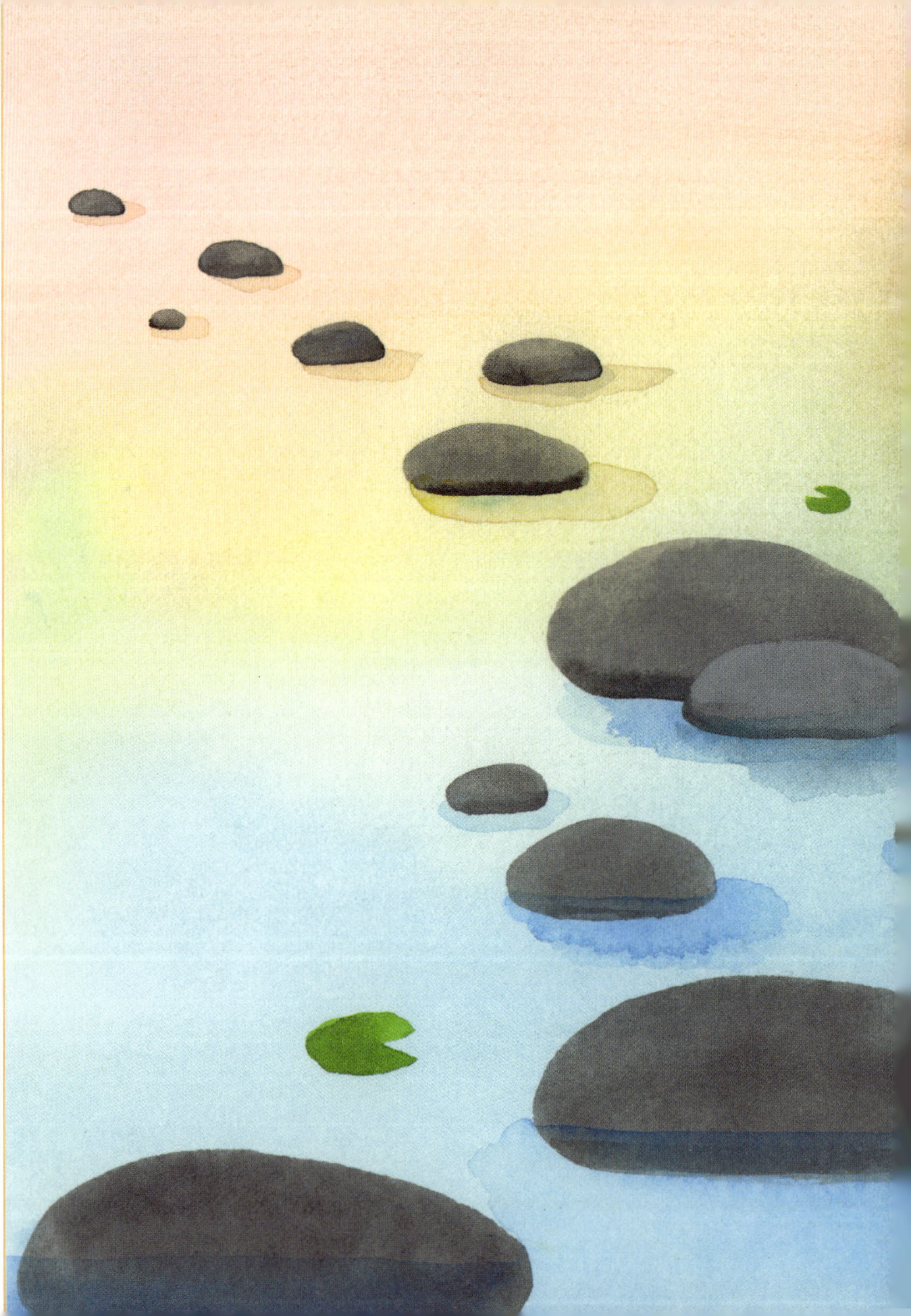

KOGNITIVE VERHALTENSTHERAPIE

Bei der kognitiven Verhaltenstherapie geht es darum, das Gehirn »umzuprogrammieren«. Sie ist eine Form der Psychotherapie, die bei verschiedenen Problemen – darunter Schlafstörungen – gute Erfolge zeigen kann.

Die kognitive Verhaltenstherapie ist eine Gesprächstherapie. Wegen der stark strukturierten und konzentrierten Bearbeitung eines spezifischen Problems eignet sie sich gut, um Schlafstörungen zu begegnen. Durchgeführt wird eine solche Behandlung von einem qualifizierten Therapeuten. Sie können sich von Ihrem Hausarzt überweisen lassen oder selbst einen geeigneten Therapeuten suchen (siehe auch Seite 142–143).

WIE FUNKTIONIERT SIE?

Eine typische Behandlung bei Schlafstörungen umfasst fünf oder sechs Sitzungen in einem Zeitraum von etwa zwölf Wochen. Das Schlafproblem wird dabei in verschiedene Module zerlegt: Situationen, Gedanken, Emotionen, körperliche Empfindungen und Handlungen. Unter Anleitung des Therapeuten werden alle Module bearbeitet, um herauszufinden, wie sie das Problem jeweils beeinflussen und welche Verflechtungen untereinander bestehen.

Schritt für Schritt werden so vergangene Ereignisse, körperliche Erfahrungen, belastende Gedanken und andere Aspekte untersucht, bis sich ein Gesamtbild ergibt. Daraus lässt sich ableiten, welche Umstände und Gewohnheiten ursächlich für die Schlafstörungen sind. Zusammen mit dem Therapeuten werden dann Ansatzpunkte und Vorgehensweisen erarbeitet, um daran etwas zu verändern. Ziel ist es, das akute Problem zu beheben, aber auch Strategien zu entwickeln, mit denen die betroffene Person vermeiden kann, dass die Schwierigkeiten erneut auftreten.

01

Nehmen Sie eine Stunde vor dem Schlafengehen Ihr Sorgentagebuch zur Hand. Notieren Sie das aktuelle Datum und maximal fünf Dinge, über die Sie sich Sorgen machen. Nicht zu ausführlich, je ein Satz genügt. Lassen Sie hinter jedem Eintrag etwas Platz.

02

Notieren Sie dann zu jedem Eintrag eine Lösungsidee. Wenn Ihnen nichts einfällt, schreiben Sie eine positive Aussage auf, etwa »Davon lasse ich mich nicht unterkriegen« oder »Ich kann mir Rat von Freunden holen«.

DAS SORGENTAGEBUCH

Wenn unsere Gedanken kreisen, kommen wir schlecht zur Ruhe. Ein Sorgentagebuch kann helfen, symbolisch abzulegen, was im Kopf herumgeht. Beim langsamen Notieren mit der Hand gelingt es, Probleme klar zu benennen. Und wer sie im wahrsten Sinne des Wortes beschreibt, dem fällt es oft leichter, Lösungsansätze zu finden.

03

Lesen Sie alles, was Sie geschrieben haben, noch einmal durch. Danach klappen Sie das Buch entschlossen und hörbar zu und legen es zur Seite. Damit signalisieren Sie Ihrem Gehirn, dass es sich in der Nacht nicht mit den notierten Sorgen beschäftigen muss.

04

Falls Ihnen im Bett die Sorgen dennoch durch den Kopf gehen sollten, erinnern Sie sich an das befriedigende Geräusch beim Zuklappen des Buchs. Das ist eine erstaunlich wirkungsvolle Methode, um belastende Gedanken zu vertreiben.

GUT ZU WISSEN

NUTZEN Das Reflektieren der Tagesereignisse hilft dem Geist, aus dem aktiven in den Ruhemodus zu wechseln.

ZEIT Etwa 10 Minuten, im Idealfall als tägliches Abendritual.

ZUBEHÖR Notizbuch und Stift

STRESS ABBAUEN

Niemand ist immun gegen Stress und das Leben stellt uns immer wieder vor neue Herausforderungen. Doch wer unter Druck steht, kann sich schlecht entspannen. Sie können einiges dafür tun, um zu verhindern, dass Sie Stress um den Schlaf bringt.

Stress ist eine körperliche und psychische Reaktion auf Druck, die nicht nur schlecht ist. Sie kann auch motivieren und positive Veränderungen in Gang setzen. Wenn wir uns jedoch ohnmächtig oder überfordert fühlen, wird Stress zum Problem. Vermeiden können wir ihn nicht, aber wir können unseren Umgang mit ihm beeinflussen und so seine negative Wirkung mindern.

• **Massage oder Meditation** lockert verspannte Muskeln und sorgt für einen klaren Kopf. Das fördert guten Schlaf und bewirkt, dass weniger Cortisol und Adrenalin ausgeschüttet werden, zwei Hormone, die Bluthochdruck und Herzerkrankungen begünstigen.
• **Bewegung** ist ein hervorragendes Mittel gegen Stress. Sie entspannt die Muskeln und regt die Ausschüttung von Endorphinen an, die Stress bekämpfen. Wenn wir körperlich müde sind, fällt es uns außerdem leichter, die Gedanken abzuschalten.

• **Eine To-do-Liste** für den nächsten Tag hilft dabei, ein übergroßes Pflichtenpensum in kleine Häppchen aufzuteilen, die sich leichter bewältigen lassen. Wer zusätzlich im Lauf des Tages die erledigten Aufgaben abhakt, verschafft sich selbst das beruhigende Gefühl, alles im Griff zu haben.
• **Belastungen teilen,** denn wer immer alles allein schaffen will, fühlt sich umso schneller überfordert. Viele Probleme erscheinen schon kleiner, wenn man sie mit einem Freund oder Kollegen bespricht.
• **Professionelle Hilfe** kann ebenfalls sinnvoll sein. Wenn Stress zu Angstzuständen oder depressiven Verstimmungen führt, ist eventuell eine Behandlung empfehlenswert. Vor allem die kognitive Verhaltenstherapie (siehe Seite 66–67) hat sich bewährt, sie hilft auch nach emotional besonders schwierigen Situationen, die eine posttraumatische Belastungsstörung nach sich ziehen können.

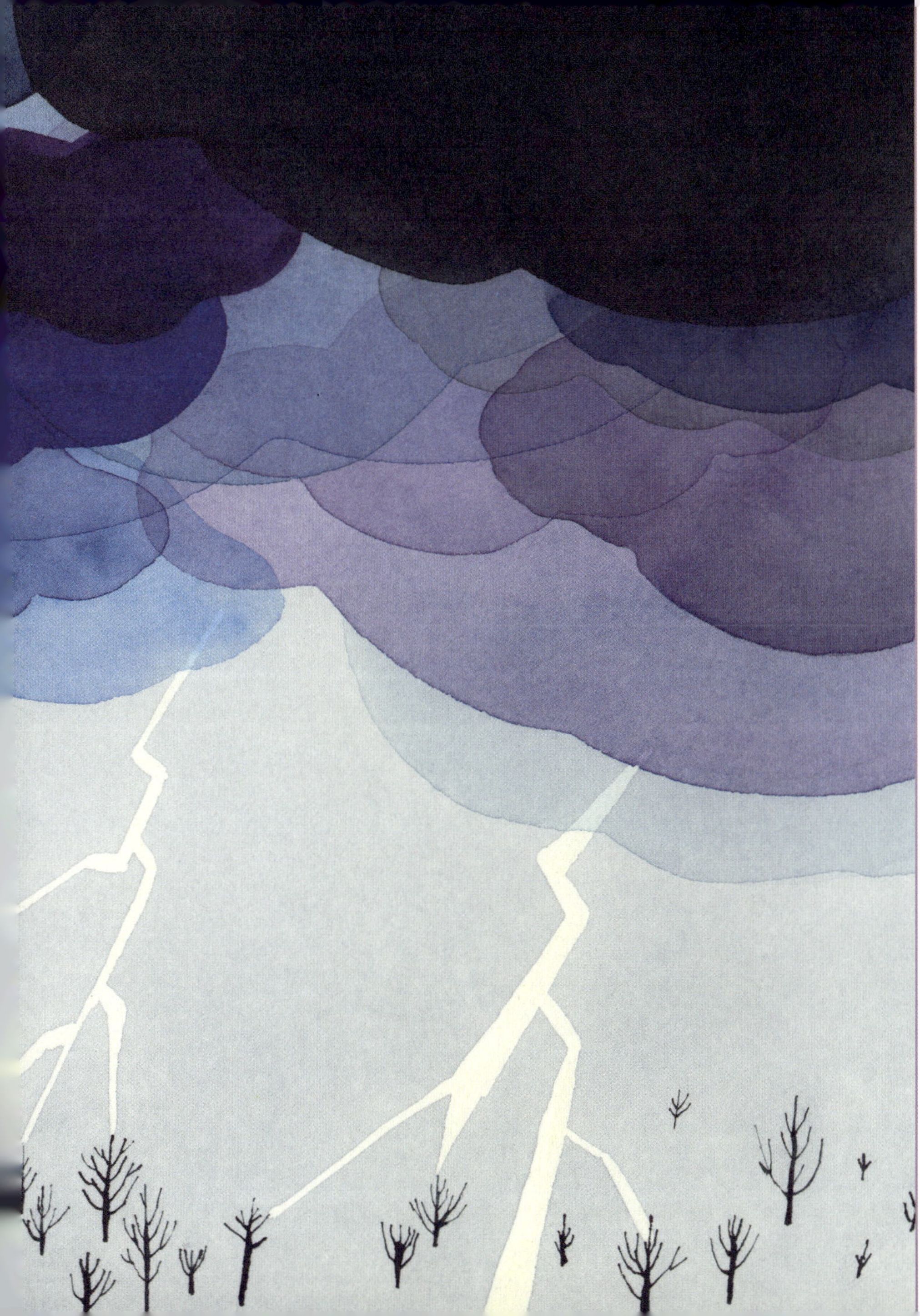

DER KÖRPER

Wer gut schlafen will, muss gut für
seinen Körper sorgen. Dazu gehören
neben gesunder Ernährung und ausreichend Bewegung möglicherweise
Ergänzungspräparate oder Yoga.
Auf den folgenden Seiten finden Sie
eine Reihe hilfreicher Ansätze.

DIE INNERE UHR JUSTIEREN

Bevor es künstliches Licht gab, wachten die Menschen bei Sonnenaufgang auf und gingen bei Einbruch der Nacht schlafen. Heute haben viele Menschen das Gefühl, nicht im Einklang mit ihrer inneren Uhr zu leben.

LERCHE ODER EULE?

Die innere Uhr des Körpers wird durch die zirkadiane Rhythmik (siehe hierzu Seite 14–15) bestimmt. Als frühe Chronotypen bezeichnet man Menschen, die früh aufstehen und auch früh schlafen gehen. Späte Chronotypen sind die Nachteulen. Niemand von uns kann sein Leben komplett auf seinen Chronotyp abstimmen, die Anforderungen des Alltags erfordern Kompromisse. Es lohnt sich aber, den eigenen Chronotyp zu kennen und sich, soweit möglich, entsprechend zu verhalten.

• Versuchen Sie, jeden Tag – auch am Wochenende – um die gleiche Zeit aufzuwachen. Dadurch können sich Körper und Geist besser auf den 24-Stunden-Rhythmus einstellen.

• Arbeiten Sie möglichst nicht gegen Ihren Chronotyp. Nachtschichten sind für Frühaufsteher eine Qual und wer eine Eule ist, sollte sich nicht als Milchmann bewerben. Versuchen Sie, die anspruchsvollsten Aufgaben zu der Zeit zu erledigen, zu der Sie sich von Natur aus am wachsten fühlen.

• Es ist verlockend, zu Koffein oder Alkohol zu greifen, wenn der Schlafrhythmus nicht gut passt. Langfristig liegt darin aber keine Lösung, denn beides kann Schlafdauer und -qualität negativ beeinflussen.

• Für den späten Chronotyp kann ein kurzer Tagesschlaf hilfreich sein. Meist genügen 20 Minuten, um sich erfrischt zu fühlen. Ein längerer Schlaf kann hingegen träge machen.

• Dämpfen Sie zum Abend hin die Beleuchtung. Je schwächer das Licht ist, desto weniger beeinflusst es den Melatoninspiegel.

• Halten Sie regelmäßige Schlafenszeiten ein. Studien belegen, dass ein unregelmäßiger Schlafrhythmus den Blutzuckerspiegel in die Höhe treiben kann, wodurch das Risiko für Diabetes Typ 2 und andere Krankheiten steigt.

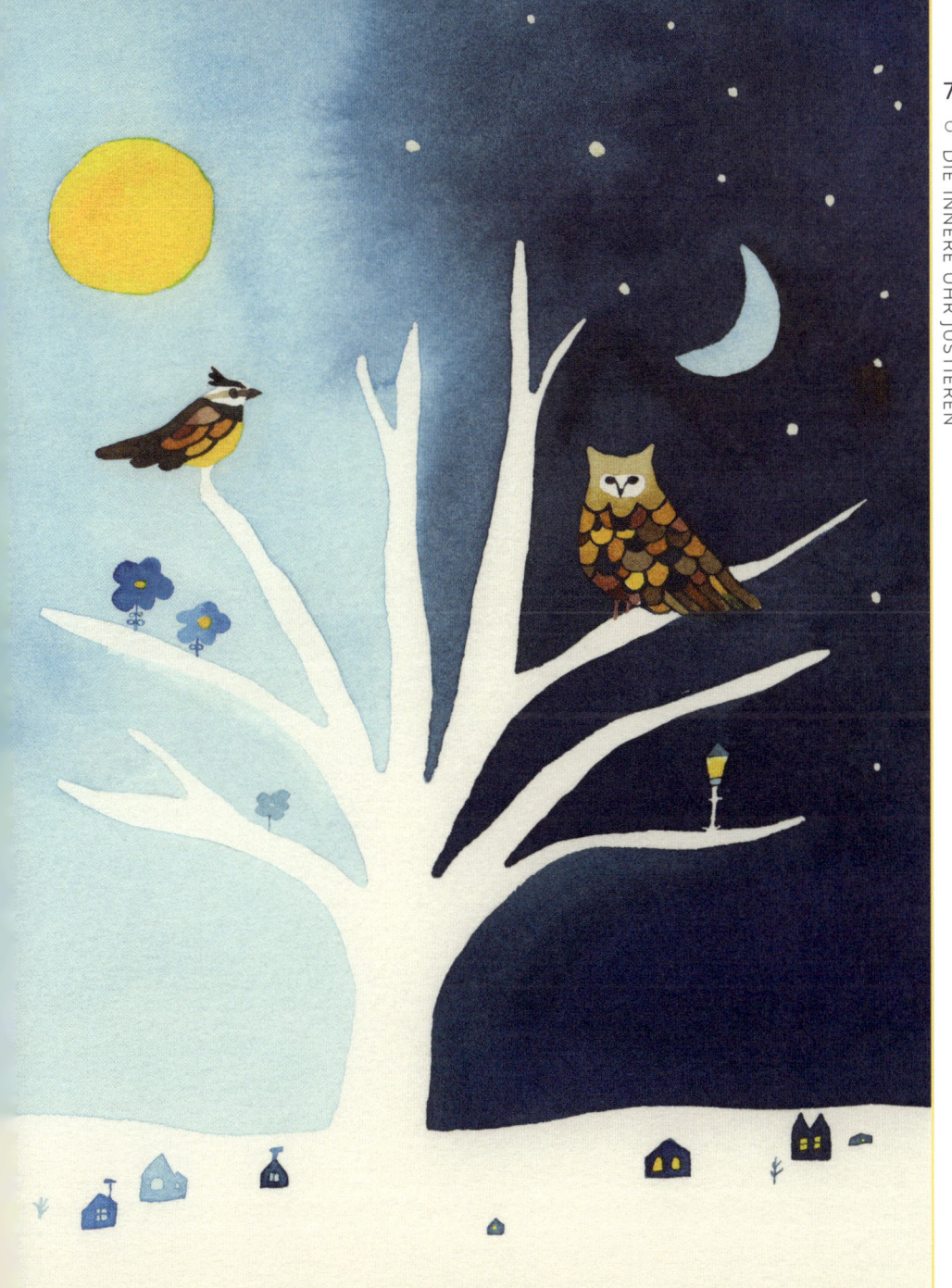

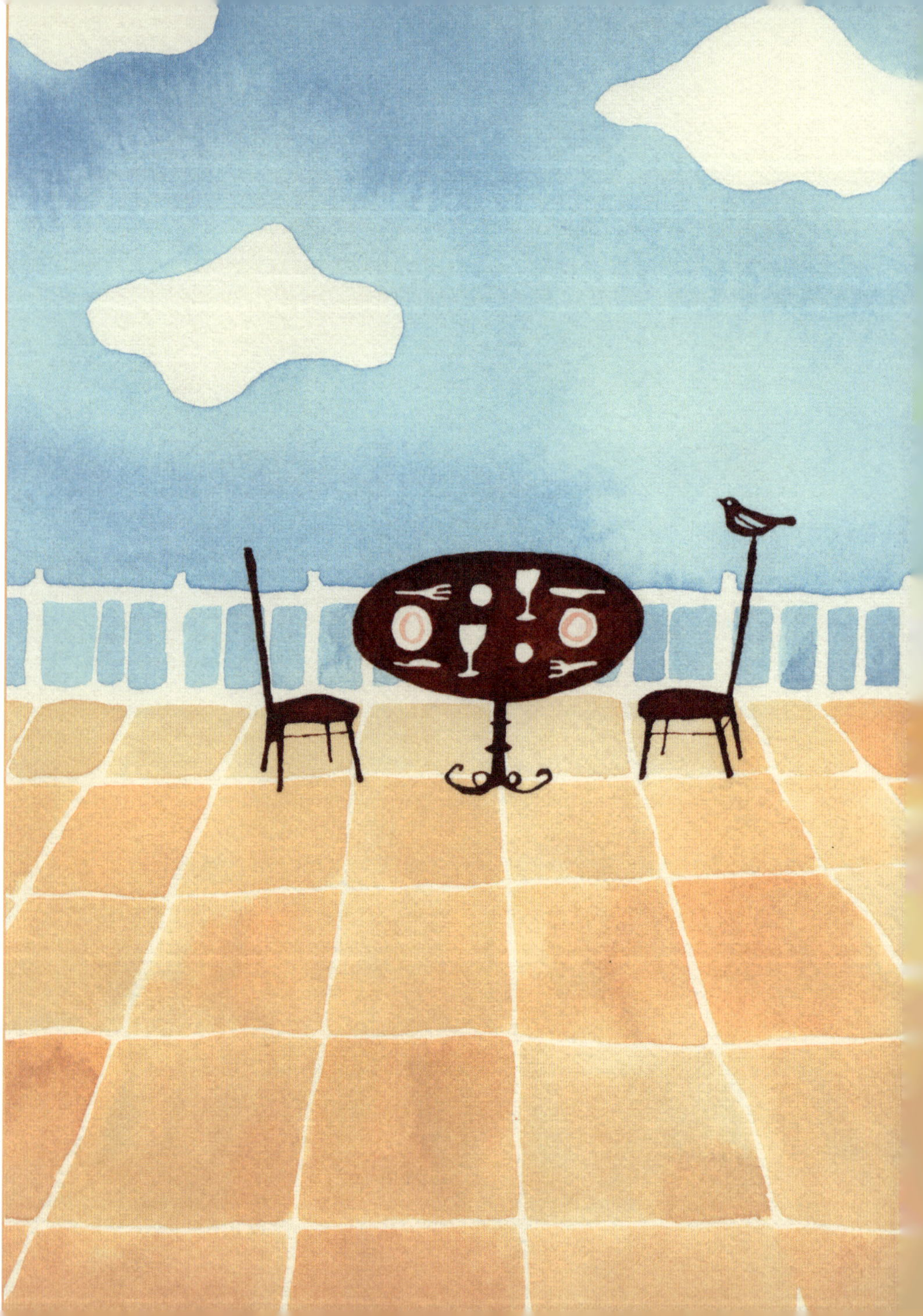

RICHTIG ESSEN

Wie wir uns ernähren, beeinflusst auch unseren Schlaf.
Mit den richtigen Lebensmitteln können Sie den Körper
auf die Nachtruhe vorbereiten.

Um gut zu funktionieren, braucht der Körper eine ausgewogene Ernährung mit Proteinen, Kohlenhydraten und Fetten. Allerdings ist bekannt, dass manche Lebensmittel den guten Schlaf fördern – und andere das Gegenteil bewirken.

DAS SOLLTEN SIE ESSEN

Die Aminosäure Tryptophan beispielsweise hat positive Wirkung in Hinblick auf den Schlaf. Der Grund dafür: Sie unterstützt das Gehirn bei der Produktion des Schlafhormons Serotonin. Tryptophan findet sich zum Beispiel in Puten- und Hühnerfleisch, fettem Fisch (vor allem Lachs und Sardinen), Eiern, Spinat und anderem Blattgemüse sowie Nüssen und Samen (die außerdem gesunde Fette, Proteine und Ballaststoffe liefern). Auch in Milch und Milchprodukte aller Fettgehaltsstufen ist es enthalten.

Weitere Lebensmittel, die sich ebenfalls vorteilhaft auf den Schlaf auswirken können:

- **Früchte** wie Kiwis und Bananen enthalten das Schlafhormon Melatonin.
- **Mandeln** liefern schlafförderndes Magnesium.
- **Kopfsalat** enthält Lactucarium, das leicht sedierende Wirkung hat.

BESSER MEIDEN

Neben Koffein und Alkohol (siehe Seite 80–81) gibt es weitere Lebensmittel, die man abends lieber nicht zu sich nehmen sollte. Mit einem Ernährungstagebuch können Sie herausfinden, auf welche Sie besonders empfindlich reagieren.

- **Scharf gewürzte Speisen** können Sodbrennen verursachen. Chili lässt die Körpertemperatur ansteigen. Dadurch wird die Produktion des Schlafhormons Melatonin gehemmt.
- **Fetthaltige Lebensmittel** regen die Produktion von Magensäure an. Dadurch kann ein unangenehmes Völlegefühl entstehen.
- **Hartkäse** enthält die Aminosäure Tyramin, die das Gehirn anregt.

GEREGELTE
MAHLZEITEN

Für den Schlaf spielen die Essenszeiten eine ebenso
wichtige Rolle wie die Lebensmittel. Wer gut und erholsam
schlafen möchte, sollte darauf achten, die richtige
Nahrung zur richtigen Zeit zu sich zu nehmen.

Routine tut der inneren Uhr des Körpers gut. Darum fördern regelmäßige Mahlzeiten auch den erholsamen Schlaf.

• **Frühstück:** Greifen Sie nicht zu gesüßten Frühstücksflocken und Weißmehlprodukten. Sie lassen den Blutzuckerspiegel schnell steigen und wieder abfallen. Das stört den körpereigenen Rhythmus. Besser ist eine Kombination aus langsam verdaulichen Energielieferanten und Proteinen, beispielsweise Haferflocken mit Milch, Joghurt mit Nüssen und Samen, Vollkornbrot oder Vollkorngetreide.

• **Mittagessen:** Fast Food und stark verarbeitete Lebensmittel schaden langfristig der Figur und der Gesundheit. Auch in Hinblick auf den Schlaf sind sie keine gute Wahl. Greifen Sie lieber zu komplexen Kohlenhydraten und Proteinen, beispielsweise einem Salat mit Hähnchen oder Tofu und Vollkornnudeln. Knabbern Sie statt Keksen Früchte und Nüsse, um Blutzuckerspitzen und Energieeinbrüche zu vermeiden.
• **Abendessen:** Die Mahlzeit sollte ausgewogen sein und mindestens drei Stunden vor dem Schlafengehen eingenommen

»Die Abendmahlzeit sollte ausgewogen sein und mindestens drei Stunden vor dem Schlafengehen eingenommen werden.«

werden, damit der Körper genug Zeit hat, sie zu verarbeiten. Je größer die Portion ist, desto länger dauert es, sie zu verdauen. Legt man sich mit vollem Magen hin, können Verdauungssäfte in die Speiseröhre aufsteigen und Sodbrennen verursachen. Ähnliche Beschwerden können fetthaltige Speisen auslösen, weil sie die Produktion der Magensäure anregen. Der Verdauungsprozess lässt die Körpertemperatur ansteigen, dadurch wird die Produktion von Schlafhormonen gehemmt.

• **Später Snack:** Wenn Hunger Sie am Einschlafen hindert, greifen Sie zu einem Vollkorncracker mit Weichkäse oder einem Becher warmer Milch, die schlaffförderndes Tryptophan enthält. Hartkäse sollten Sie meiden, weil seine Inhaltsstoffe die Gehirntätigkeit anregen.
• **Nachts essen:** Wenn Sie hungrig aufwachen, kann ein niedriger Blutzuckerspiegel die Ursache sein. Geschieht das regelmäßig, sprechen Sie mit Ihrem Arzt, denn dahinter können verschiedene Erkrankungen stecken.

WACHMACHER UND MÜDEMACHER

Manche Lebensmittel, Getränke und Medikamente regen das Nervensystem an, andere verlangsamen seine Tätigkeit. Wenn wir bestimmte Stoffe in zu großer Menge oder zur falschen Zeit zu uns nehmen, kann sich das negativ auf den Schlaf auswirken.

WACHMACHER

Diese Stoffe erhöhen die Herzfrequenz und die Gehirntätigkeit. Sie können den Schlaf beeinträchtigen.

• **Koffein** kann bis zu zehn Stunden wirken. Im Idealfall sollten Sie koffeinhaltige Getränke nachmittags meiden.

• **Nikotin** bewirkt, dass Raucher langsamer einschlafen, einen leichteren Schlaf haben und durchschnittlich 33 Minuten weniger schlafen. Am besten ist es, das Rauchen aufzugeben. Entzugserscheinungen können den Schlaf zwar auch beeinträchtigen, gehen aber rasch vorbei.

• **Raffinierter Zucker** bewirkt Blutzuckerspitzen, die den Schlafrhythmus stören können. Menschen, die viel Zucker zu sich nehmen, leiden häufiger an Schlafbeschwerden. Essen Sie also möglichst wenig davon – und wenn, dann früh am Tag.

MÜDEMACHER

Obwohl diese Stoffe müde machen, können Sie die Schlafqualität erheblich herabsetzen.

• **Alkohol** bewirkt, dass weniger erholsamer REM-Schlaf (siehe Seite 12–13) eintritt. Die Folge: Man wacht nicht erfrischt auf. Weil Alkohol außerdem entwässernd wirkt, müssen die betreffenden Personen möglicherweise in der Nacht aufstehen, um auf die Toilette zu gehen. Wer wenig und nur früh am Abend Alkohol trinkt, der schläft besser.

• **Antihistamine** sorgen zwar dafür, dass man leichter einschläft, sie können aber Studien zufolge Schlafwandeln und andere Probleme verursachen. Darum sollten sie ausschließlich zur Behandlung allergischer Beschwerden eingenommen werden, als Schlafmittel eignen sie sich nicht.

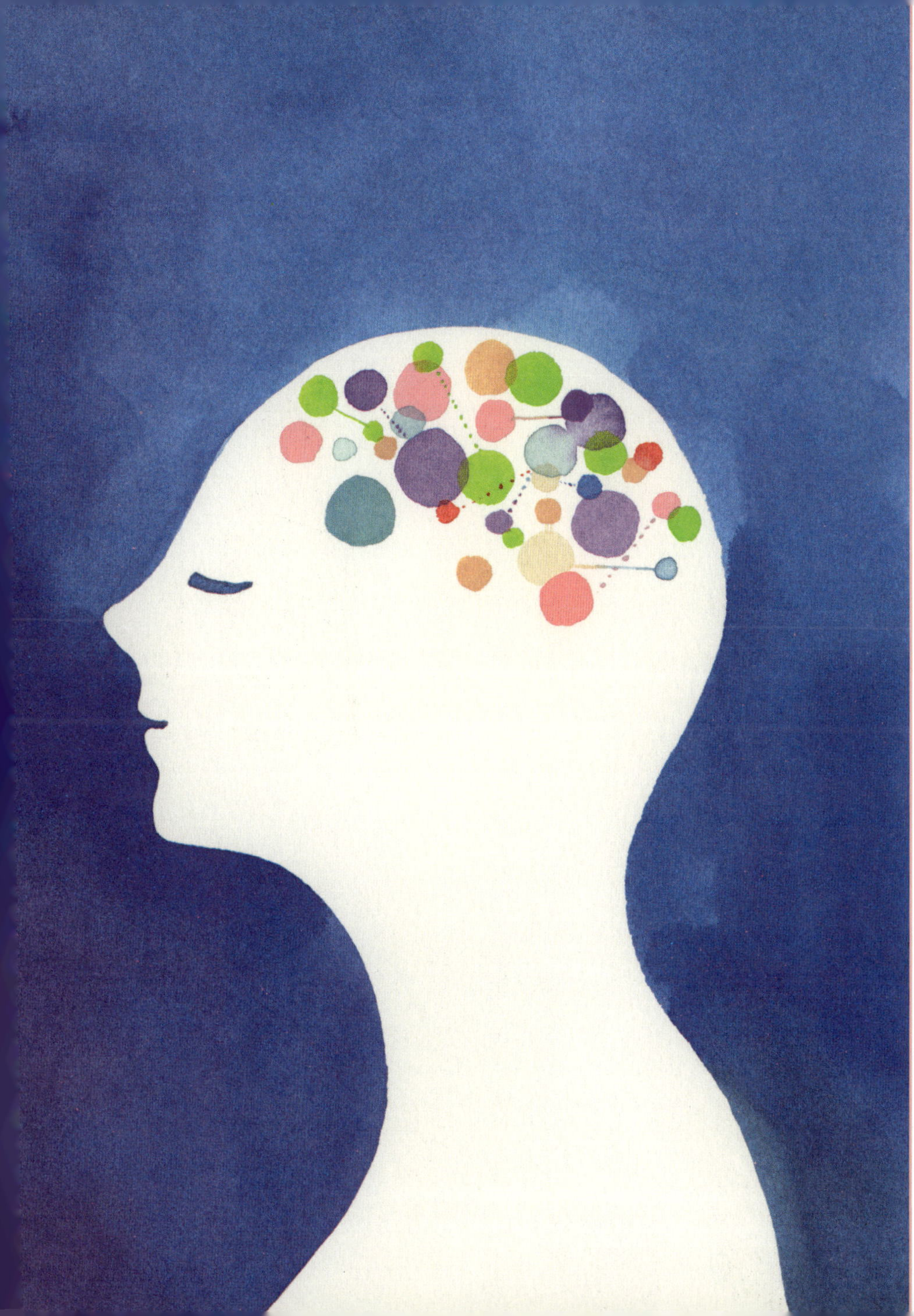

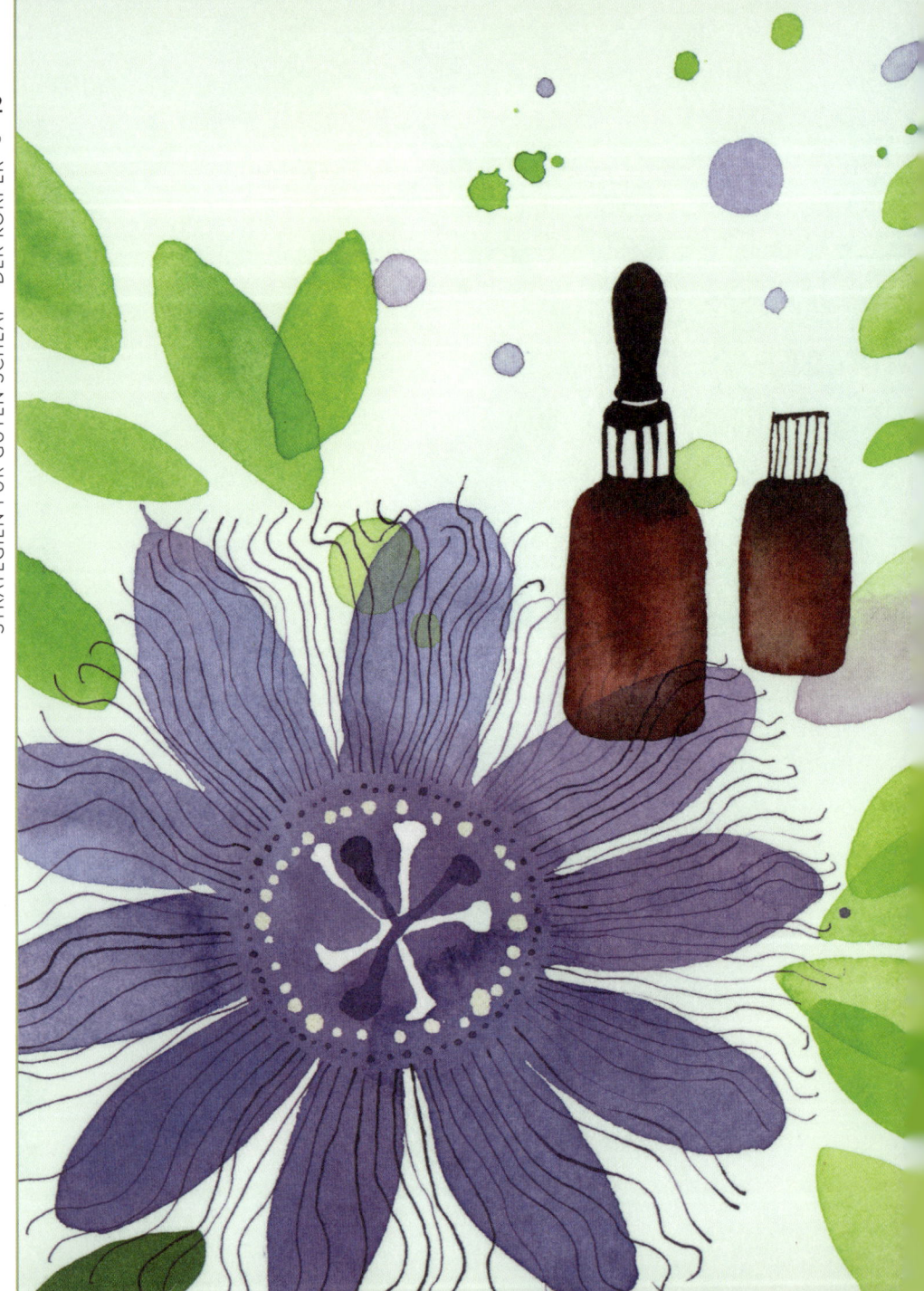

HEILKRÄUTER

Pflanzliche Heilmittel werden seit Jahrtausenden angewendet. Inzwischen bestätigt auch die Wissenschaft, dass die aktiven Inhaltsstoffe mancher Heilpflanzen Entspannung und Schlaf fördern können.

Tees, Tinkturen (alkoholische Extrakte), Kapseln und Tabletten aus Heilpflanzen kann man in Apotheken, Drogerien und Supermärkten kaufen. Weil es zu Wechselwirkungen natürlicher Inhaltsstoffe mit anderen Medikamenten kommen kann, sollten Sie Ihren Arzt informieren, falls Sie pflanzliche, frei verkäufliche Produkte einnehmen.

Baldrian *(Valeriana officinalis)* ist wahrscheinlich das bekannteste pflanzliche Schlafmittel. Die Einnahme von 300–600 mg in Tablettenform kann Dauer und Qualität des Schlafs steigern. Baldriantee ist ein beliebtes Einschlafgetränk.

Johanniskraut *(Hypericum perforatum)* ist ein Strauch, seine Heilwirkung gut dokumentiert. Es wirkt mild stimmungsaufhellend und kann auch bei Schlafstörungen und daraus resultierenden Beschwerden wie Nervosität oder Depressionen eingesetzt werden.

Passionsblume *(Passiflora incarnata)* ist eine Pflanze mit sedierenden Inhaltsstoffen, die entspannend wirken und den Schlaf fördern. Sie regt die Ausschüttung von Gamma-Aminobuttersäure (GABA) an, die eine Verlangsamung der Gehirnaktivität bewirkt.

Lavendel *(Lavandula angustifolia)* wird meist in der Aromatherapie eingesetzt, etwa in Duftlampen, als Raumspray oder Massageöl. Getrocknete Blüten werden für Tees und Duftkissen verwendet. Lavendel sorgt für Entspannung und besseren Schlaf.

Kamille *(Matricaria recutita)* ist ein leicht beruhigendes Heilkraut, das vor allem als milder Tee genossen wird.

Zitronenmelisse *(Melissa officinalis)* lindert Anspannung und erleichtert die Atmung. Sie empfiehlt sich, wenn Heuschnupfen oder Asthma den Schlaf beeinträchtigen.

YOGA ZUM EINSCHLAFEN

Yoga beruhigt den Geist, entspannt die Muskeln, reguliert die Atmung und lindert Anspannung. All das wirkt sich positiv auf den Schlaf aus. Vor allem Hatha- und Nidra-Yoga sind hilfreich bei Schlafproblemen. Führen Sie diese einfache Übungsfolge vor dem Schlafengehen aus, um Körper, Geist und Seele herunterzufahren.

02

Liegender Schmetterling: Sie liegen auf dem Rücken, die Arme neben dem Körper. Die Beine anziehen und die Fußsohlen aneinanderlegen. Die Knie fallen dabei auseinander. Sie können Kissen unter die Knie legen. 30–60 Sekunden halten.

01

Berg: Sie stehen mit geschlossenen Füßen, die Wirbelsäule ist aufgerichtet, die Arme hängen seitlich herab. Heben Sie den Brustkorb und atmen Sie tief. Kopf und Wirbelsäule bilden eine Linie. Diese Position 30–60 Sekunden halten.

GUT ZU WISSEN

NUTZEN Erhöht Schlafdauer und -qualität, hilfreich, um die Dosis von Schlafmedikamenten zu reduzieren.

ZEIT Etwa 5 Minuten, am besten jeden Abend vor dem Schlafengehen ausführen.

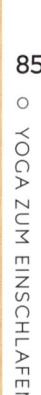

03

Beine an der Wand: Sie liegen auf dem Rücken und legen die Beine so an eine Wand, dass der Körper ein L bildet. 30–60 Sekunden halten. Konzentrieren Sie sich dabei auf Ihre Atmung und spüren Sie, wie sich der ganze Körper entspannt.

04

Totenstellung: Sie liegen auf dem Rücken, die Beine entspannt und leicht gespreizt, die Arme neben dem Körper, die Handflächen zeigen nach oben. Konzentrieren Sie sich auf die Atmung und bleiben Sie 30–60 Sekunden so.

GANZHEITLICHE MASSAGE

Eine ganzheitliche Massage zielt darauf ab, das emotionale, seelische, geistige und körperliche Wohlbefinden zu verbessern. Für viele Menschen ist diese Art von Behandlung ein wirksames Mittel, um die Schlafqualität zu verbessern.

Massagen wirken generell entspannend und fördern die Ausschüttung von Schlafhormonen. Eine ganzheitliche Massage, bei der Körper, Geist und Seele gleichermaßen behandelt werden, kann insbesondere bei manchen Schlafproblemen ausgesprochen hilfreich sein.

Die Wirkung auf den Körper ist vielschichtig, aber immer förderlich für den Schlaf. Die Vorteile:
• **Schmerzlinderung,** weil Muskelverspannungen gelöst werden und schmerzende Gelenke lockerer und beweglicher werden.
• **Leichtere Atmung,** weil sich das Lungenvolumen vergrößert und mehr Sauerstoff ins Blut gelangt.
• **Weniger Giftstoffe,** weil das Lymphsystem angeregt und damit der Abtransport von Toxinen aus den Geweben verstärkt wird.

Die Berührung sorgt dafür, dass Serotonin ausgeschüttet wird. Insgesamt stärkt eine Massage das Selbstwertgefühl, baut Stress ab und sorgt für Ausgeglichenheit. Grundlage ist zudem der Gedanke, dass auch Emotionen in Muskeln und Geweben gespeichert werden und sich durch manuelle Behandlung lösen lassen.

Viele Therapeuten kombinieren ganzheitliche Massagen mit Aromatherapie (siehe Seite 88–89), um die positive Wirkung zu verstärken oder spezielle Beschwerden zu lindern.

Wichtig ist es, einen qualifizierten Therapeuten zu finden, der die Behandlung genau auf Ihren Bedarf abstimmt. Je öfter Sie sich massieren lassen, desto deutlicher spüren Sie die Wirkung. Vereinbaren Sie Termine nach 18 Uhr, damit die wohltuende Wirkung bis zur Schlafenszeit anhält.

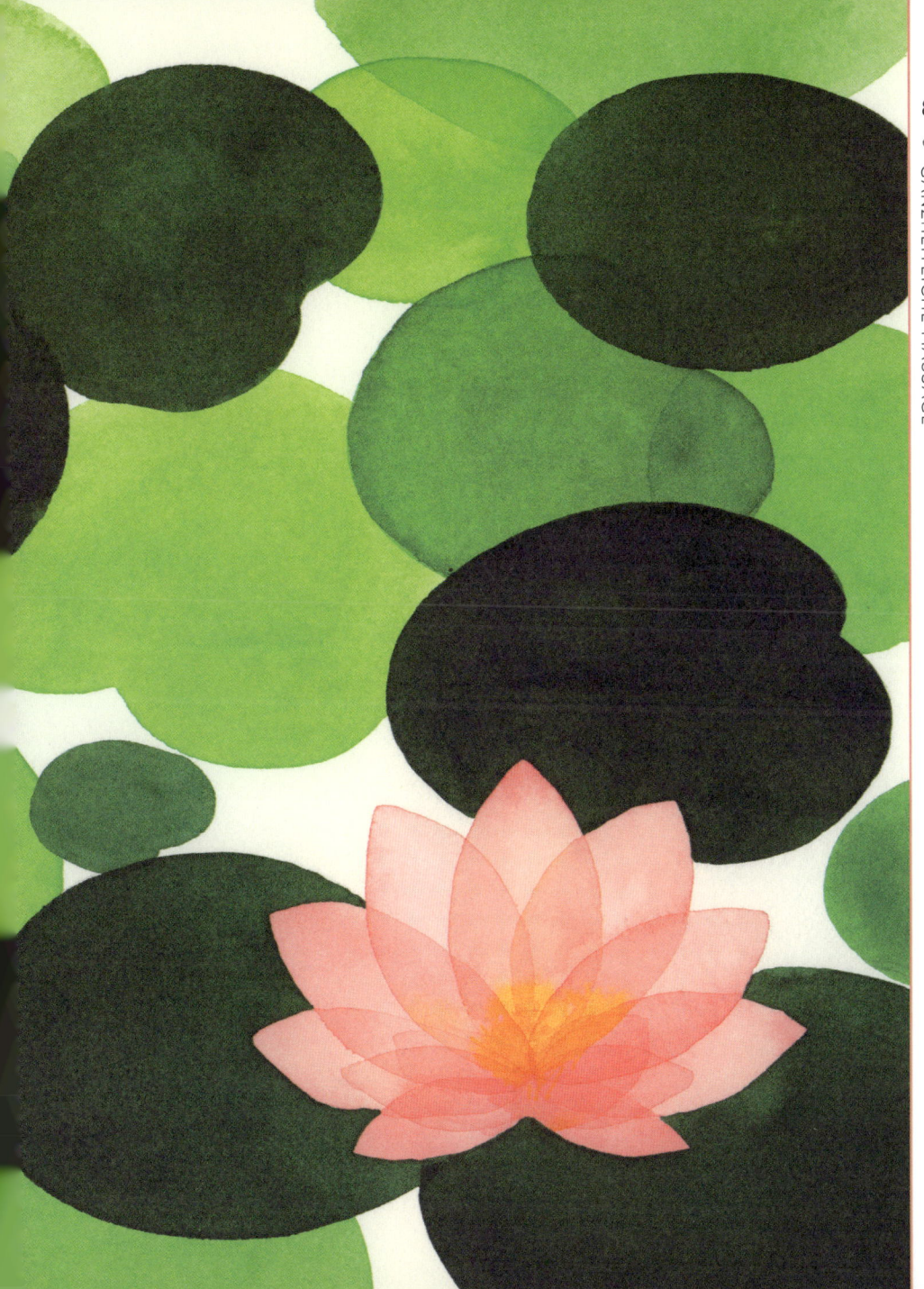

AROMATHERAPIE

Die Aromatherapie ist eine sehr alte Heilmethode, bei der ätherische Öle aus Pflanzen eingesetzt werden. Insbesondere wenn es darum geht, Schlafprobleme zu behandeln, bewirkt sie außerordentliche Erfolge.

In der Aromatherapie werden ätherische Öle zur Behandlung von körperlichen, emotionalen und geistigen Beschwerden verwendet. Indem man ihren Duft inhaliert oder die Inhaltsstoffe der Öle über die Haut aufnimmt, wirken sie auf das Gedächtnis und das Emotionszentrum im Gehirn, wodurch Heilungsprozesse angeregt werden.

Gleichzeitig wecken sie positive Erinnerungen und stimulieren das Lustzentrum im Gehirn. Je nach ätherischem Öl löst dies die Ausschüttung des Schlafhormons Serotonin oder andere nützliche Reaktionen aus.

Diese ätherischen Öle fördern Entspannung und Schlaf:
• **Lavendel:** Er fördert den Stressabbau und wirkt wie ein Antidepressivum auf die Neurotransmitter im Gehirn.
• **Sandelholz:** Studien haben gezeigt, dass der Inhaltsstoff Beta-Santalol mild sedierend wirkt.
• **Bergamotte:** Dieses Öl ist reich an Flavonoiden. Es entspannt die Muskeln und wirkt krampflösend.

• **Rose:** Die Aromastoffe in diesem Öl und sein Duft lindern Stress und erleichtern das Einschlafen.
• **Kamille:** Die Heilpflanze enthält das schlaffördernde Antioxidans Apigenin, das auch gegen Stress und nervöse Anspannung wirkt.

ÄTHERISCHE ÖLE IM EINSATZ

Die meisten ätherischen Öle müssen vor der Anwendung verdünnt werden. Geben Sie für ein abendliches Entspannungsbad einige Tropfen ins warme Wasser oder sprühen Sie mit Wasser verdünntes Öl auf Ihr Kopfkissen. Ein duftneutrales Pflanzenöl (Basisöl) mit einigen Tropfen ätherischem Öl kann zur Massage verwendet oder bei Stress und Kopfschmerzen auf die Schläfen oder innen auf die Handgelenke getupft werden.

Einige Öle eignen sich nicht für Schwangere oder bei Krankheiten wie Epilepsie oder Diabetes. Wenden Sie sich im Zweifelsfall an einen qualifizierten Aromatherapeuten.

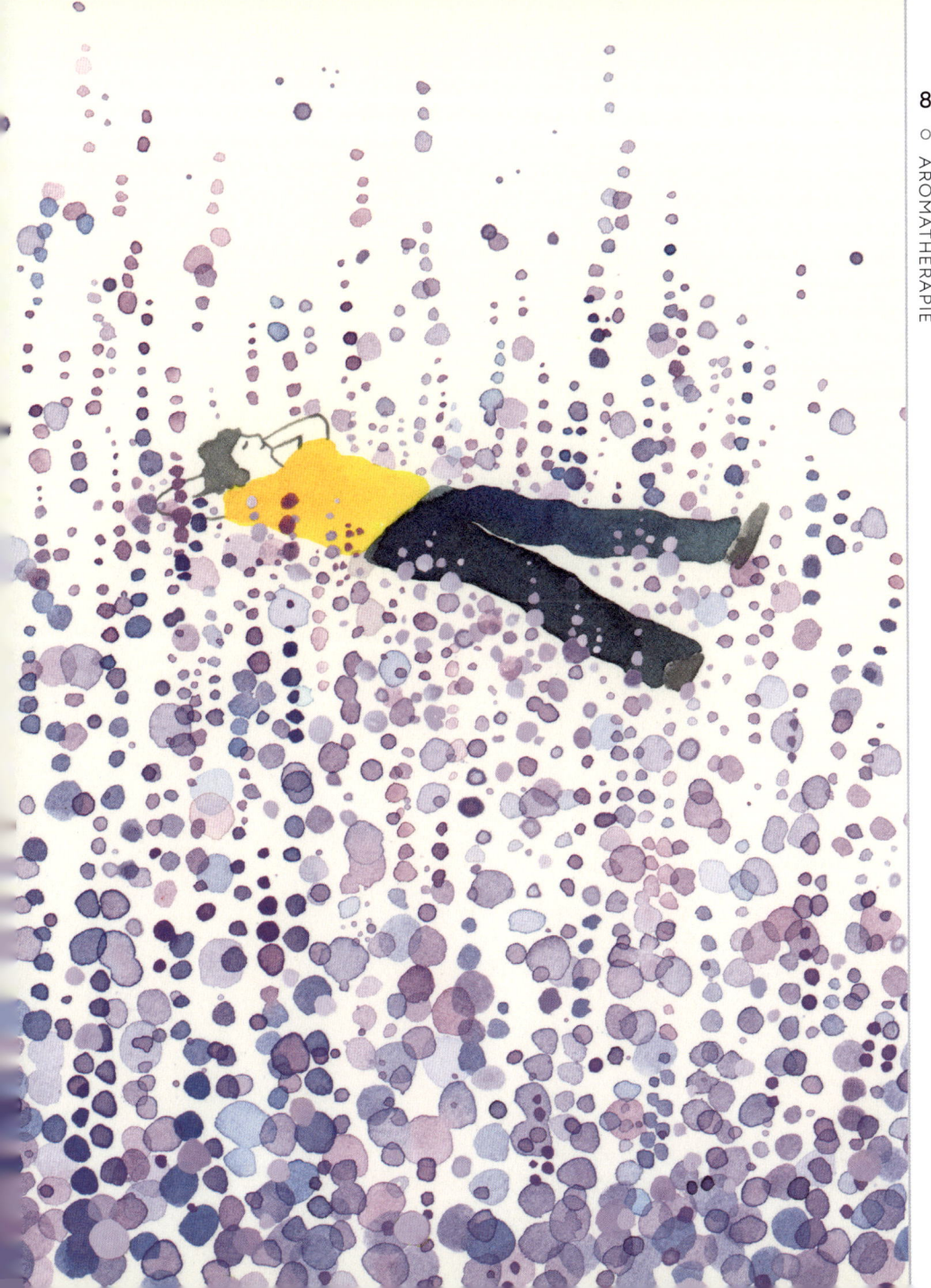

AKUPUNKTUR

Die Akupunktur ist eine uralte chinesische Heilmethode, bei der Nadeln verwendet werden. Sie zielt darauf ab, Blockaden zu beseitigen, damit die Lebensenergie oder das *chi* wieder ungehindert fließen kann. Eine solche Behandlung stärkt das Allgemeinbefinden und wirkt bei verschiedenen körperlichen und psychischen Beschwerden. Auch bei Schlafstörungen hat sie sich bewährt.

Bei einer Akupunkturbehandlung werden dünne, sterile Nadeln an bestimmte Stellen des Körpers entlang den Meridianen gesetzt, um den Fluss der Lebensenergie *chi* zu verbessern. Akupunktur regt die Durchblutung an, entspannt die Muskeln und wird erfolgreich bei der Behandlung von Schmerzen eingesetzt.

Wenden Sie sich bei Interesse an einen qualifizierten Arzt oder Heilpraktiker, der seine Ausbildung nachweisen kann und möglichst über Erfahrung mit der Behandlung von Schlafproblemen verfügt. Eine spürbare Verbesserung stellt sich meist frühestens nach vier bis sechs Sitzungen ein, die jeweils etwa eine Stunde dauern und sich über mehrere Wochen verteilen.

Im Erstgespräch versucht der Therapeut, das Problem (oder die Probleme) des Patienten genauer einzugrenzen.

• **Einschlafstörungen** liegen vor, wenn Sie Schwierigkeiten haben, in den Schlaf zu kommen.

• **Schlafqualität** umfasst den Schlaf während der gesamten Nacht.

*»Zahlreiche Forschungs-
ergebnisse belegen die positiven
Effekte von Akupunktur.«*

- **Albträume** können nervöse Anspannung und sogar Angst vor dem Schlafen auslösen.
- **Schlaflosigkeit** kann, wenn sie chronisch wird, die Gesundheit schädigen.

Bei der Behandlung von Schlafstörungen konzentrieren sich Therapeuten auf bestimmte Meridiane: den Lebermeridian bei Stress, den Lungenmeridian bei Aufwachschwierigkeiten, den Milzmeridian bei Schlafproblemen wegen Sorgen und den Herzmeridian bei tiefer liegenden Ängsten.

NACHGEWIESENE WIRKSAMKEIT

Zahlreiche Forschungsergebnisse belegen die positiven Effekte von Akupunktur. Eine bedeutende chinesische Studie zeigte 2004, dass sich durch Akupunktur die Melatoninproduktion des Körpers erhöht, was einen längeren Schlaf mit weniger Störungen bewirkt. 2018 und 2019 wurden in China klinische Studien durchgeführt, die ergaben, dass Akupunktur vor allem bei Frauen in der Menopause besser gegen Schlafstörungen wirkt als konventionelle Medikamente.

BERUHIGENDE ATEMÜBUNG

Atemtherapie – das bewusste und kontrollierte Atmen – eignet sich sehr gut, um den Körper in Balance zu bringen, Stress abzubauen, Anspannung zu lindern und das Selbstwertgefühl zu stärken. Auch zur Vorbereitung auf den Schlaf hat sie sich bewährt. Bewusstes Atmen ist fester Bestandteil von Yoga, Meditation und anderen spirituellen Praktiken.

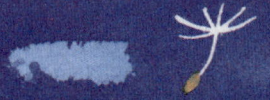

02

Den Mund leicht öffnen und den Kiefer entspannen. Atmen Sie langsam ein. Beim Ausatmen ziehen Sie den hinteren Rachen leicht zusammen, sodass ein leises »Haa« hörbar wird.

01

Sie sitzen entspannt. Die Augen sind geschlossen, der Rücken ist aufrecht. Sie können zusätzlich beruhigende Musik oder Naturgeräusche abspielen, um ruhiger zu werden.

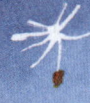

GUT ZU WISSEN

NUTZEN Die intensive Konzentration auf die Atmung wirkt außerordentlich beruhigend und erdend.

ZEIT 5–10 Minuten, am besten kurz vor dem Schlafengehen.

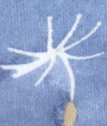

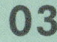

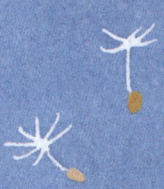

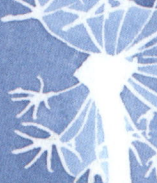

03

Wiederholen Sie Schritt 2
einige Male. Dann erzeugen
Sie auch beim Einatmen
ein »Haa«. Konzentrieren
Sie sich auf den sanften,
unangestrengten Rhythmus
Ihrer Atmung.

04

Stellen Sie sich vor, Sie
sitzen an einem ruhigen Strand.
Atmen Sie im Rhythmus der
Wellen, die heranrollen und
sich wieder zurückziehen.
5 Minuten beibehalten. Dann
kehren Sie zu Ihrer normalen
Atmung zurück.

SCHLAFPOSITIONEN

Wenn Sie schlecht schlafen, könnte das mit Ihrer Lieblings-Schlafposition zusammenhängen. Jede Lage hat ihre Vor- und Nachteile. Wer sich auskennt, kann leicht die richtige wählen.

Die Embryo-Haltung – auf der Seite mit gebeugten Knien – ist eine der beliebtesten Schlafpositionen. Sie eignet sich für die meisten Menschen. Der Körper wird gut durchblutet und man schnarcht selten. Bestehende Nacken- oder Rückenschmerzen können sich jedoch verschlimmern.

Die stabile Seitenlage ähnelt der Embryo-Haltung, allerdings ist das untere Bein gestreckt und das obere liegt angewinkelt darüber. Die Lage beugt Schnarchen vor und kann die Verdauung unterstützen. Wer Hüft- oder Rückenschmerzen hat, kann ein Kissen zwischen die Knie legen, damit die Wirbelsäule gerade bleibt.

Die Rückenlage sorgt für eine gleichmäßige Gewichtsverteilung, sie empfiehlt sich bei Rücken- und Gelenkschmerzen. Für Schnarcher und für Menschen mit Schlafapnoe (siehe Seite 108–109) ist sie unvorteilhaft.

Die gerade Seitenlage mit gestreckten Armen und Beinen ist günstig für Schnarcher. Rückenschmerzen wird vorgebeugt, weil der Körper gut ausgerichtet ist. Bei Menschen mit Arthritis können Schmerzen in Hüfte und Oberschenkel auftreten.

Die Bauchlage kann Schnarchen verhindern. Durch den Druck auf Wirbelsäule, Gelenke und Muskeln können aber langfristig Schmerzen entstehen. Besonders belastend ist sie für den Hals, weil der Kopf stundenlang seitlich verdreht bleibt.

Die Löffelhaltung nehmen zwei Personen ein, wenn sie mit angewinkelten Beinen hintereinander auf der gleichen Körperseite liegen. Der enge Kontakt fördert einerseits die Ausschüttung des Liebeshormons Oxytocin, kann aber andererseits zu Schlafstörungen führen. Besser ist es, wenn jeder nach einer Weile auf seine Bettseite rückt.

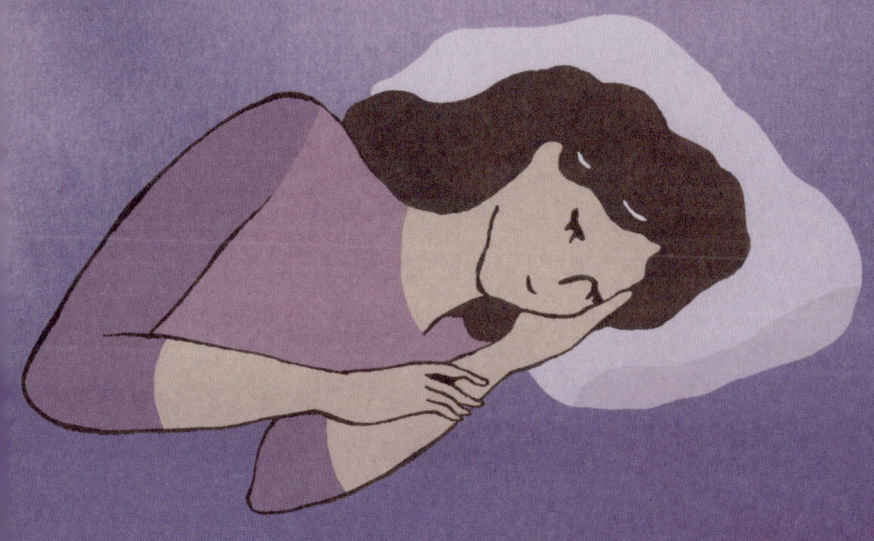

BEWEGUNG FÜR GUTEN SCHLAF

Unser Körper ist dafür geschaffen, sich zu bewegen. Es ist wissenschaftlich erwiesen, dass regelmäßige moderate Bewegung nicht nur die Stimmung aufhellt, sondern auch Schlafqualität und Schlafdauer deutlich erhöht.

Auch ein bisschen Bewegung lohnt sich. Ideal sind 30 Minuten moderate Bewegung an fünf Tagen pro Woche. Auch wenn Sie nur 10 Minuten erübrigen können, nutzen Sie diese Zeit.

Bewegung am Morgen oder Nachmittag wirkt sich besonders positiv auf den Schlaf aus. Das liegt daran, dass sich der Körper dabei erwärmt. Um schläfrig zu werden, muss die Körpertemperatur aber sinken. Sport am Abend fördert zwar die allgemeine Fitness, kann aber die Nachtruhe beeinträchtigen, wenn der Körper vor dem Schlafengehen nicht genug Zeit hat, um abzukühlen.

WELCHE BEWEGUNG?

Was immer Sie tun, es muss Ihnen Freude machen. Dadurch steigt die Wahrscheinlichkeit, dass Sie dranbleiben, denn in Hinblick auf den Schlaf kommt es vor allem auf die Regelmäßigkeit an. Bewegung bewirkt die Ausschüttung von Endorphinen, außerdem steigt durch Aktivität an der frischen Luft der Serotoninspiegel, was der Stimmung zugutekommt.

VIELFACHNUTZEN

Bewegung wirkt sich nicht nur positiv auf Qualität und Dauer des Schlafs aus. Wer Übergewicht hat, kann dank der zusätzlich verbrannten Kalorien abnehmen. Dadurch können sich wiederum Beschwerden wie Schlafapnoe verbessern. Auch beim Abbau von Stress und nervöser Anspannung spielt Bewegung eine wichtige Rolle, vor allem weil sich dabei die Gelegenheit bietet, für eine Weile dem ständigen Druck zu entgehen, der von modernen Kommunikationsmedien ausgeht.

ZU VIEL DES GUTEN

Übertreiben Sie es nicht, auch Überanstrengung kann zu Schlafstörungen führen. Wer gesundheitliche Probleme hat, sollte mit seinem Arzt über geeignete Arten der Bewegung sprechen.

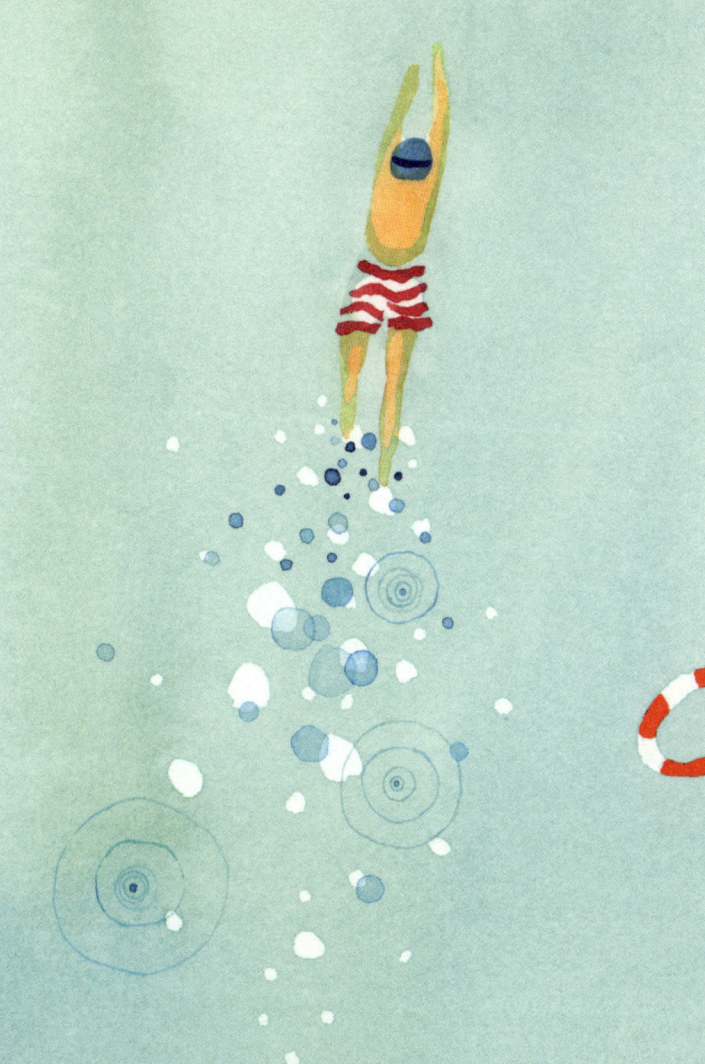

MEDIKAMENTE UND SCHLAFSTÖRUNGEN

Wer verschreibungspflichtige Medikamente einnimmt, sollte seinen Arzt oder Apotheker nach möglichen Nebenwirkungen fragen. Viele auf dem Markt befindliche Präparate können Schlafbeschwerden verursachen oder vorhandene Schlafprobleme verstärken.

Wenn Sie meinen, dass ein Medikament Ihren Schlaf beeinträchtigt, verändern Sie keinesfalls eigenmächtig die Dosierung oder setzen es einfach ab. Es wäre auch falsch, zusätzlich frei verkäufliche Präparate einzunehmen. Sprechen Sie in solchen Fällen unbedingt mit Ihrem Arzt. Vielleicht gibt es eine Behandlungsalternative oder die Dosierung kann angepasst werden. Manchmal genügt es schon, ein Medikament zu einer anderen Tageszeit einzunehmen. Nebenwirkungen klingen oft nach einer oder zwei Wochen von selbst ab.

• **Antiarrhythmika** werden bei Herzrhythmusstörungen eingesetzt. Tagesmüdigkeit ist eine typische Nebenwirkung.
• **Antihistaminika** machen oft müde. Es gibt aber Präparate, bei denen diese Nebenwirkung nicht auftritt.
• **Antikonvulsiva** werden häufig bei Epilepsie und bipolaren Störungen verordnet. Sie können Tagesmüdigkeit und allgemeine Lethargie verursachen.
• **Betablocker** dienen zur Regulierung von Bluthochdruck. Sie können Schlaflosigkeit, Durchschlafstörungen und sogar Albträume verursachen.

»Wenn Sie meinen, dass ein Medikament Ihren Schlaf beeinträchtigt, setzen Sie es nicht einfach ab. Sprechen Sie unbedingt mit Ihrem Arzt.«

• **Corticosteroide** werden beispielsweise bei Asthma, Allergien, Lupus, Arthritis und Nebennierenrindeninsuffizienz verschrieben. Ihre Wirkung: Sie setzen das Immunsystem herab, können tagsüber Unruhe auslösen und nachts Schlafstörungen verursachen.

• **Diuretika** dienen zur Behandlung von Bluthochdruck. Weil sie die Urinproduktion erhöhen, müssen Patienten nachts häufiger aufstehen, um zur Toilette zu gehen. Durch die Dehydrierung kann es außerdem zu nächtlichen Wadenkrämpfen kommen.

• **Hormone** können die Schlafqualität beeinträchtigen. Einer Studie zufolge schlafen Frauen, die die Antibabypille nehmen, meistens nicht so tief wie andere, die alternative Verhütungsmethoden anwenden.

• **SSRIs** (selektive Serotonin-Wiederaufnahme-Hemmer) wie Prozac werden bei Depressionen, nervöser Anspannung, Bulimie, posttraumatischen Belastungsstörungen und Panikattacken verschrieben. Sie können Durchschlafstörungen verursachen und den REM-Schlaf beeinträchtigen.

01

Schalten Sie eine Stunde vor dem Schlafengehen alle elektronischen Geräte aus und nehmen Sie keines mit ins Schlafzimmer. Dämpfen Sie das Licht im Wohnzimmer und lassen Sie in Ruhe die Ereignisse des Tages Revue passieren.

02

Wenn Sie sich entspannter fühlen, kann die Abendroutine beginnen. Erledigen Sie die Dinge jeden Tag in der gleichen Reihenfolge: den Hund Gassi führen, Nachtwäsche anziehen, Zähne putzen und was immer Sie sonst noch vor dem Schlafengehen tun.

RITUAL ZUR BERUHIGUNG

An einem hektischen Tag schüttet der Körper viel Adrenalin und Cortisol aus. Um zur Ruhe zu kommen, müssen diese Stoffe wieder abgebaut werden. Eine regelmäßige abendliche Routine kann dabei helfen, Geist und Körper auf den Schlaf vorzubereiten.

03

Gehen Sie zurück in das Wohnzimmer und machen Sie etwas Entspannendes, damit der Adrenalinspiegel sinkt. Sie können einige Seiten lesen oder einer ruhigen Beschäftigung mit sich wiederholenden Elementen nachgehen, zum Beispiel Stricken.

04

Wenn Sie bereit sind, gehen Sie ins Schlafzimmer. Stellen Sie den Wecker und drehen Sie ihn so, dass Sie das Ziffernblatt nicht sehen können. Gehen Sie ins Bett, schalten Sie sofort das Licht aus und nehmen Sie sich bewusst vor, gleich einzuschlafen.

GUT ZU WISSEN

NUTZEN Verringert die Erwartung, schlecht zu schlafen. Durch einen strukturierten Tagesabschluss wird das Schlafengehen zu einer vorhersehbaren, beruhigenden Routine.

ZEIT Etwa eine Stunde. Führen Sie die Übung jeden Abend durch, bis sie sich automatisiert. Je selbstverständlicher das Ritual wird, desto weniger Sorgen werden Sie sich wegen eventueller Schlafstörungen machen.

SPEZIELLE UMSTÄNDE

GESUNDHEITLICHE PROBLEME

Ganz unterschiedliche Faktoren
können unseren Schlaf beeinträchtigen.
Dazu gehören neben körperlichen Erkrankungen auch psychische Probleme,
Stoffwechselstörungen oder altersbedingte
Beschwerden. Meist ist dann eine ärztliche
Behandlung ratsam. Zusätzlich können Sie
selbst Maßnahmen ergreifen, die sich als
wirksam erwiesen haben.

RESTLESS-LEGS-SYNDROM

Wenn Sie nachts häufiger aufwachen, weil Ihre Beine jucken oder kribbeln, leiden Sie möglicherweise am Restless-Legs-Syndrom (RLS). Erfahren Sie, wie es zu den Beschwerden kommt und was man tun kann, um sie zu lindern.

Am RLS leiden etwa sieben Prozent der Erwachsenen. Frauen scheinen häufiger betroffen zu sein als Männer, außerdem spielt wahrscheinlich die familiäre Veranlagung eine Rolle. Die Beschwerden stellen sich meist in mittleren Jahren ein und verstärken sich mit zunehmendem Alter. Weil RLS auch ein Anzeichen für Zöliakie oder eine andere Erkrankung sein kann, empfiehlt es sich, mit einem Arzt über die Symptome zu sprechen.

DIE BESCHWERDEN

RLS äußert sich durch Jucken, Kribbeln oder Schmerzen in den Beinen. Diese Symptome treten meistens nach längerer Bewegungslosigkeit auf, also insbesondere vor dem Einschlafen oder beim Schlafen. Durch Schütteln der Beine lassen sie sich kurzfristig lindern. Sie können 15 bis 40 Sekunden anhalten, aber auch eine oder zwei Stunden, in extremen Fällen sogar die ganze Nacht. Ein- oder zweimalige

Beschwerden pro Woche werden als moderates Problem eingeordnet. Treten die Beschwerden häufiger auf, liegt ein schwerer Fall vor.

DIE BEHANDLUNG

Die genauen Ursachen der Beschwerden sind bislang nicht bekannt. RLS ist nicht heilbar, lässt sich aber durch Medikamente und Veränderung der Lebensgewohnheiten deutlich lindern. Oft genügt es, wenn die Betroffenen ein Eisenpräparat einnehmen. Auf Alkohol, Nikotin und Koffein sollte komplett verzichtet werden. Sanfte Bewegung kann ebenso Linderung verschaffen wie ein warmes Bad vor dem Schlafengehen. Ein Glas Milch versorgt den Körper mit der schlaffördernden Aminosäure Tryptophan (siehe Seite 76–77). Falls Medikamente notwendig sind, verschreiben Ärzte oft krampflösende Präparate. In schweren Fällen können Opioide oder andere starke Sedativa zum Einsatz kommen.

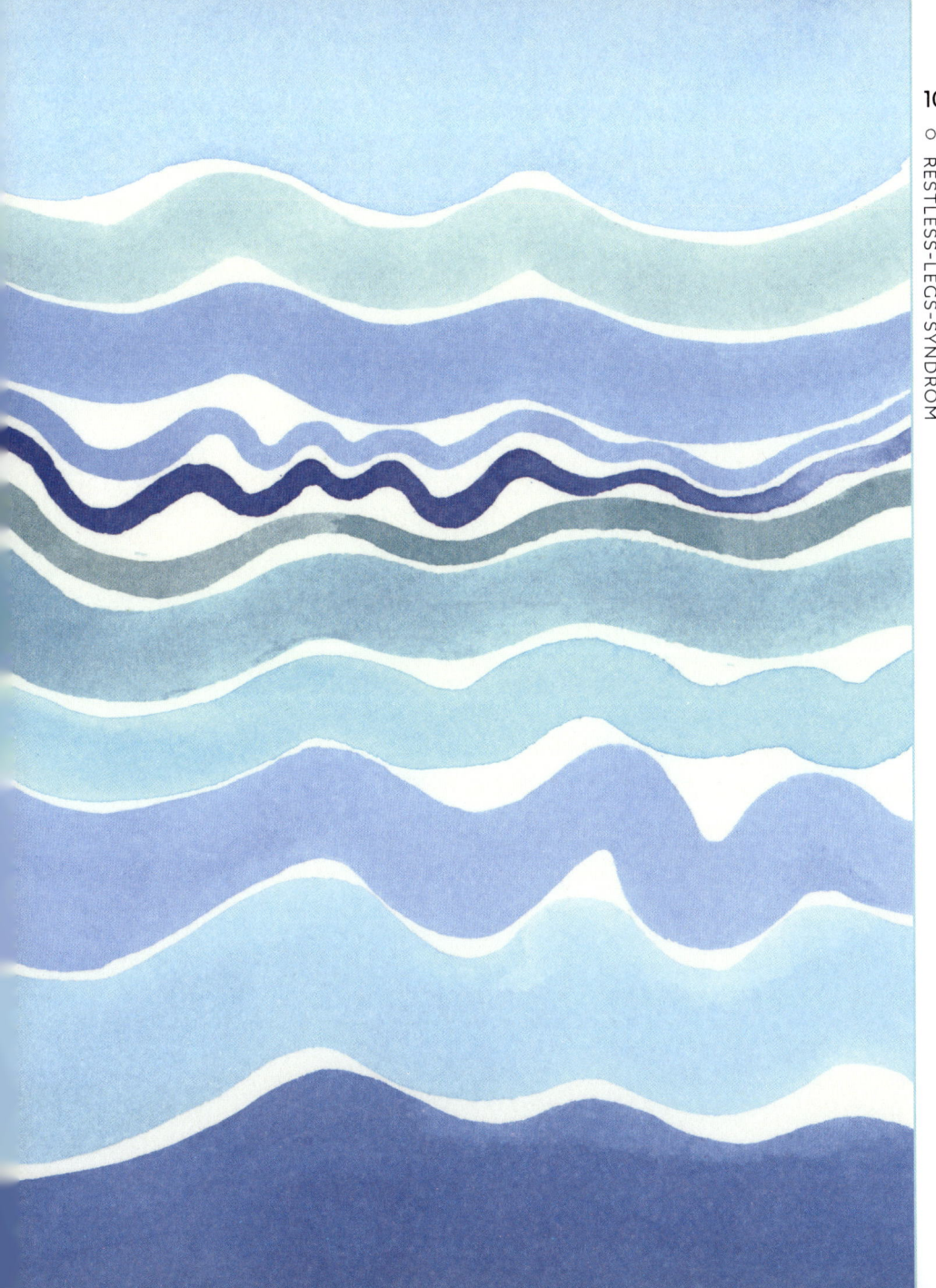

OBSTRUKTIVE SCHLAFAPNOE

Lautes, störendes Schnarchen lässt sich häufig auf eine Schlafapnoe zurückführen. Sie stellt ein ernsthaftes Problem dar und kann ohne Behandlung erhebliche Gesundheitsprobleme nach sich ziehen.

WAS IST SCHLAFAPNOE?

Im Schlaf entspannen sich die Rachenmuskeln. Wenn sie zu stark erschlaffen, können sie sich vor die Luftröhre legen. Dann wachen die Betroffenen plötzlich auf und müssen um Luft ringen. In schweren Fällen können solche Atemaussetzer alle ein bis zwei Minuten während der ganzen Nacht auftreten. Männer sind öfter betroffen als Frauen und nach dem 40. Lebensjahr tritt die Krankheit häufiger auf. Außerdem scheint eine familiäre Veranlagung mitzuspielen. Als besonders anfällig gelten Menschen, die übergewichtig sind, sedierende Medikamente einnehmen, viel Alkohol trinken oder Nasenprobleme wie eine schief stehende Nasenscheidewand haben.

Viele Betroffene wissen nichts von ihrer Krankheit, weil das Aufwachen infolge der Atemaussetzer jeweils nur wenige Sekunden dauert. Sie fühlen sich am nächsten Tag müde und erschöpft, wissen aber nicht, warum das so ist. Häufig wird die Krankheit erst erkannt, wenn sich der Partner durch das Schnarchen sowie das angestrengte Atmen und Keuchen gestört fühlt.

»Veränderte Lebensgewohnheiten, beispielsweise weniger Gewicht, der Verzicht auf Alkohol und Nikotin oder Schlafen in Seitenlage, können die Häufigkeit der Atemaussetzer verringern.«

BEHANDLUNGSMÖGLICHKEITEN

Schlafapnoe beeinträchtigt nicht nur den Schlaf, sondern kann auch zu Folgeproblemen wie Bluthochdruck, Herzrhythmusstörungen und Schlaganfall führen. Wer den Verdacht hat, an einer Schlafapnoe zu leiden, sollte sich möglichst schnell an einen Arzt wenden. Eventuell erfolgt eine Überweisung in ein Schlaflabor oder eine Spezialklinik, um die Diagnose zu bestätigen.

• **Veränderte Lebensgewohnheiten,** beispielsweise weniger Gewicht, der Verzicht auf Alkohol und Nikotin oder Schlafen in Seitenlage, können die Häufigkeit der Atemaussetzer verringern.

• **Überdruck-Beatmung** (auch CPAP-Therapie): Der Betroffene muss nachts eine Maske tragen. Über eine kleine Pumpe wird ihm kontinuierlich Luft mit leichtem Überdruck zugeführt. Dadurch fällt das Einatmen leichter.

• **Zahnschienen** werden hauptsächlich bei leichteren Formen der Schlafapnoe eingesetzt. Die flexiblen Schienen schieben Unterkiefer und Zunge leicht nach vorn, um mehr Platz im Rachenraum zu schaffen.

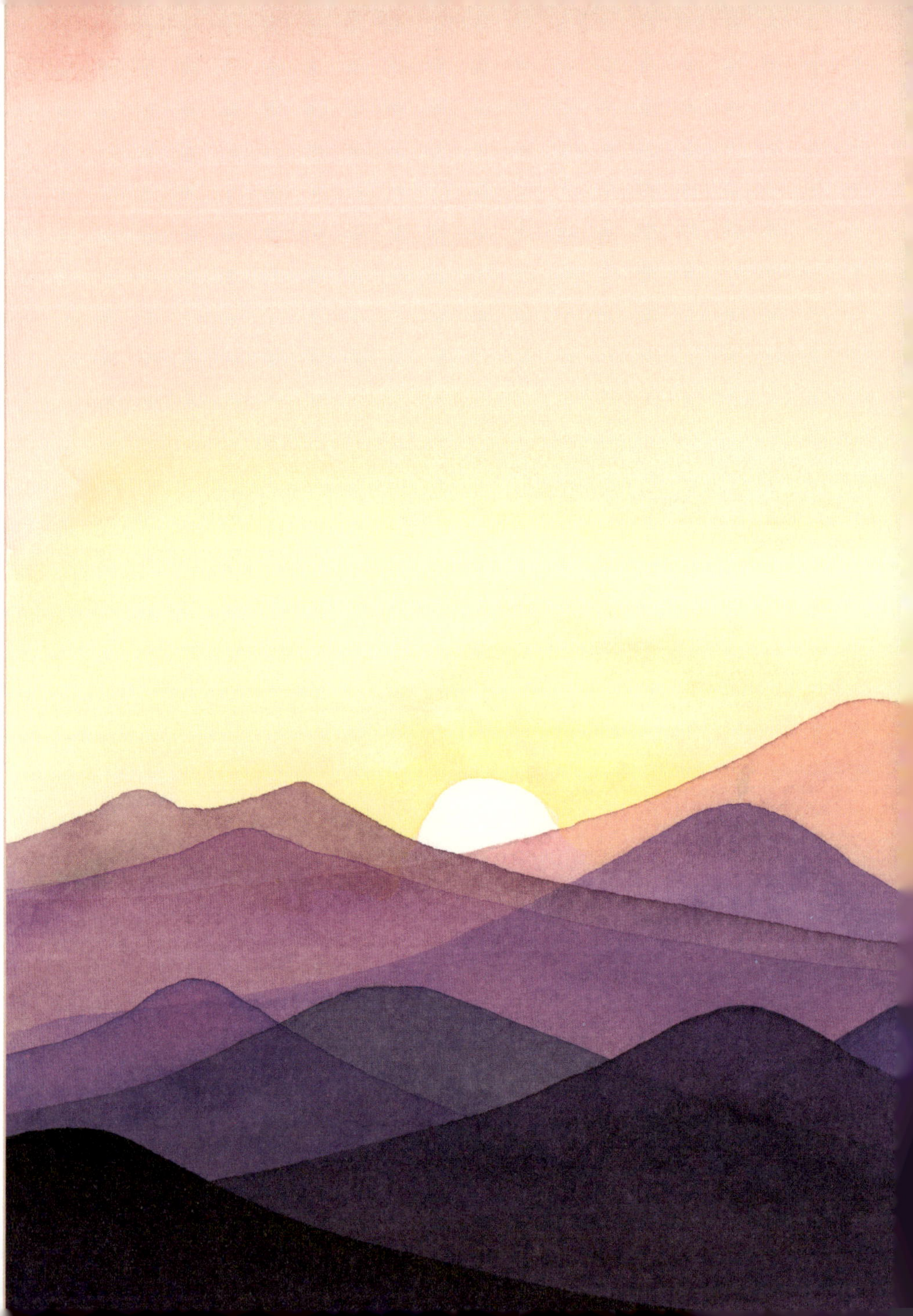

ECHTE SCHLAFLOSIGKEIT

Wir neigen zwar dazu, vorübergehende Schlafbeschwerden als »Schlaflosigkeit« zu bezeichnen. Doch echte Schlaflosigkeit oder Insomnie ist eine ernsthafte chronische Krankheit, die die Lebensqualität der Betroffenen sehr stark herabsetzen kann. Zum Glück muss man sich nicht damit abfinden.

Wenn Schlafmangel oder Schlafstörungen regelmäßig über Monate oder sogar Jahre hinweg auftreten, spricht man von Insomnie. Sie kann sich auf verschiedene Weise äußern. Wenn Sie an einer oder mehreren der folgenden Beschwerden leiden, sollten Sie sich an einen Arzt wenden und abklären lassen, ob Sie davon betroffen sind:

• Sie liegen oft oder immer wach und können einfach nicht einschlafen.

• Sie wachen oft nachts oder früh morgens auf und schlafen nicht wieder ein.

• Sie haben einen sehr leichten Schlaf und werden von der geringsten Störung geweckt.

• Sie fühlen sich tagsüber schlapp und müde und müssen sich immer wieder hinlegen, um eine Weile zu schlafen.

• Sie leiden an depressiven Verstimmungen oder Stimmungsschwankungen und können sich schlecht konzentrieren.

DIE URSACHEN BEKÄMPFEN

Bei Insomnie ist eine ärztliche Behandlung notwendig. Sie selbst können aber unterstützend aktiv werden:

• Gegen depressive Verstimmungen, Stress und Sorgen helfen Achtsamkeitsübungen, Meditation und Entspannungstechniken. Tanken Sie regelmäßig Sonnenlicht: Das fördert die Serotoninproduktion.

• Könnte es sinnvoll sein, Lebensgewohnheiten zu ändern? Mehr Sport zu treiben? Mehr Ballaststoffe und weniger Zucker zu essen? Ein paar Kilo abzunehmen? Selbst kleine Schritte können viel bewirken.

• Wie lässt sich die Schlafumgebung optimieren? Eine zehn Jahre alte Matratze sollte erneuert werden.

• Positiv denken – es mag eine Weile dauern, aber Insomnie ist heilbar. Vertrauen Sie darauf, dass Sie eines Tages wieder gut schlafen werden.

SCHLAFPARALYSE

Es ist zutiefst beunruhigend, mitten in der Nacht aufzuwachen und sich überhaupt nicht bewegen zu können. Dieses Phänomen betrifft viele Menschen. Bei der Schlafparalyse handelt es sich jedoch nicht um eine Erkrankung, sondern um einen Schutzmechanismus des Körpers.

WAS IST SCHLAFPARALYSE?

Diese irritierende Lähmung tritt auf, wenn man während einer REM-Phase aufwacht. Im REM-Schlaf träumen wir besonders intensiv. Das Nervensystem lässt daher die Muskeln erstarren, damit sie geträumte Bewegungen nicht ausführen können. Wer in dieser Zeitspanne wach wird, verspürt ein Lähmungsgefühl, falls der Befehl zum Aufheben der schützenden Erstarrung in diesem Moment noch nicht bei den Muskeln angekommen ist.

Die Episoden selbst dauern meist nur wenige Sekunden, höchstens ein bis zwei Minuten. Durch das beängstigende Gefühl kommen sie den Betroffenen aber länger vor. Das Phänomen ist noch nicht restlos erforscht, man geht aber davon aus, dass es nicht durch emotionale oder psychische Faktoren hervorgerufen wird.

DER RICHTIGE UMGANG

So beunruhigend eine Schlafparalyse sein mag – gefährlich ist sie nicht. Sie kann in jedem Alter auftreten. Meist sind Kinder und Jugendliche betroffen, wahrscheinlich, weil sich ihr Gehirn noch entwickelt und darum schnelle Veränderungen vorkommen.

Vermeiden lässt sich die Schlafparalyse nicht. Es gibt jedoch Hinweise, dass sie bei guter Schlafhygiene (siehe Seite 24–25) seltener auftritt. Ernsthafte Auswirkungen auf die Schlafmuster scheint sie nicht zu haben. Einige Wissenschaftler vermuten aber, dass sie auftritt, weil der Körper den Schlafzyklus zu schnell durchläuft und erst wieder in den normalen Rhythmus gebracht werden muss. Wer häufig von Schlafparalyse betroffen und deshalb beunruhigt ist, sollte mit seinem Arzt sprechen.

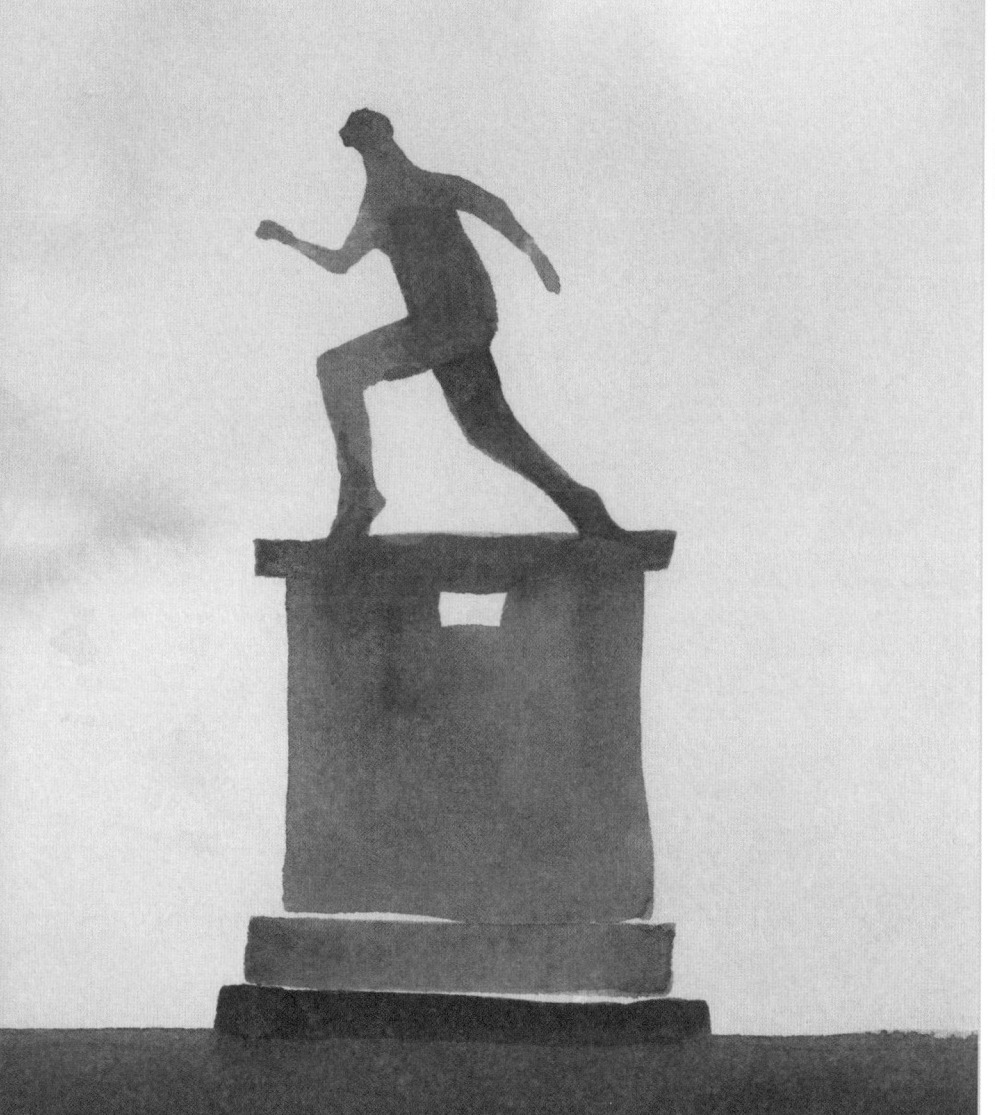

NÄCHTLICHER HARNDRANG

Es ist lästig, mehrmals in der Nacht auf die Toilette gehen zu müssen. Nächtlicher Harndrang verstärkt sich meist mit zunehmendem Alter, er lässt sich aber behandeln. Zudem kann jeder selbst Maßnahmen ergreifen, um die Beschwerden zu lindern.

Nächtlicher Harndrang tritt hauptsächlich bei älteren Erwachsenen auf. Mit zunehmendem Alter erschlaffen die Blasenmuskeln und lassen sich schlechter kontrollieren. Auch andere altersabhängige Faktoren können eine Rolle spielen. Bei auffälligen Veränderungen sprechen Sie mit Ihrem Arzt. In den meisten Fällen gibt es wirkungsvolle Behandlungen.

Vergrößerte Prostata: Die Prostata, die zum männlichen Fortpflanzungssystem gehört, wird mit dem Alter oft größer. Sie liegt wie ein Ring um die Harnröhre, durch die der Urin ausgeschieden wird, und berührt die Blase. Vergrößert sie sich, verengt sich die Harnröhre und es kann

weniger Urin durchfließen. Gleichzeitig entsteht Druck auf die Harnblase und das Signal »Blase voll« setzt früher ein. Das kann dazu führen, dass Betroffene fast ständig – tags und nachts – Harndrang verspüren, aber nur wenig oder gar keinen Urin ausscheiden können.

Hormonelle Veränderungen: Der Körper produziert Hormone, die sich regulierend auf die Urinproduktion und folglich auf den Harndrang auswirken. Mit zunehmendem Alter wird von diesen Hormonen jedoch weniger ausgeschüttet. Mit dem Nachlassen der regulierenden Wirkung nehmen die nächtlichen Toilettengänge zwangsläufig zu.

»Achten Sie auf ein gesundes
Gewicht, um den Druck auf die
Blase und den resultierenden
Harndrang zu verringern.«

Harnwegsinfektionen: Verursacht werden sie meist durch Bakterien, die in die Blase oder die Harnwege gelangt sind. Typische Beschwerden sind Schmerzen beim Urinieren, häufiger oder unregelmäßiger Harndrang, Rückhalteschwierigkeiten und manchmal Probleme, die Blase vollständig zu entleeren.

Herzerkrankungen: Eine Begleiterscheinung von Herzerkrankungen ist, dass der Körper tagsüber im Gewebe Wasser einlagert, vor allem in den Unterschenkeln. Nachts im Liegen wird dieses Wasser wieder an die Köpersysteme abgegeben, gelangt schließlich in die Blase und löst Harndrang aus.

Diabetes: Patienten mit einem nicht diagnostizierten oder nicht behandelten Diabetes trinken meist mehr. Auch der hohe Blutzuckerspiegel kann die Blase reizen und dadurch zu vermehrtem Harndrang führen.

SELBSTHILFE
Nehmen Sie Ihre tägliche Flüssigkeitsmenge bis 20 Uhr zu sich. Meiden Sie abends harntreibende Lebensmittel wie Sellerie, Wassermelone und Gurke. Entwässerungstabletten und Stützstrümpfe beugen Wassereinlagerungen während des Tages vor. Achten Sie auf ein gesundes Gewicht, um den Druck auf die Blase und damit den Harndrang zu verringern.

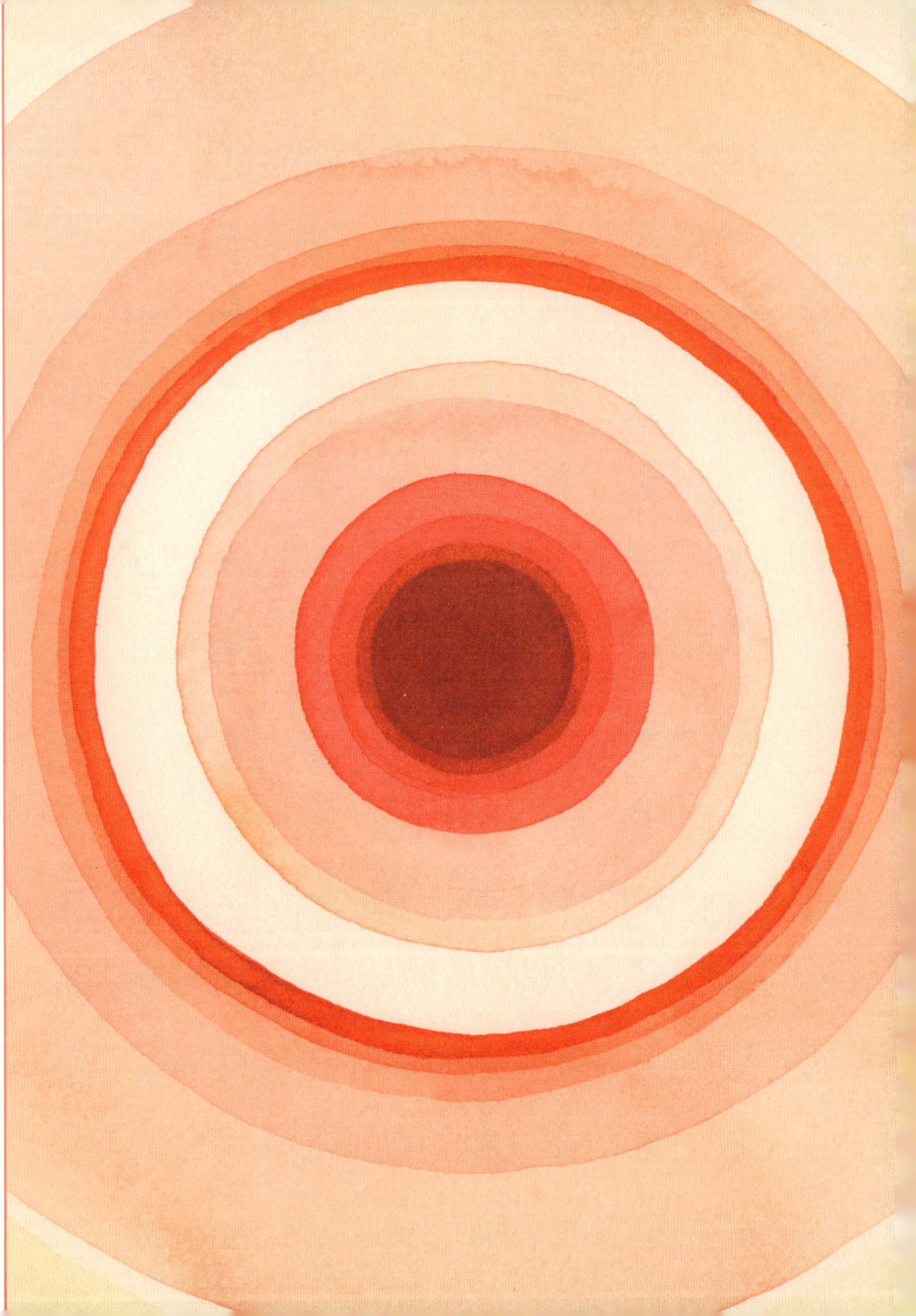

CHRONISCHE SCHMERZEN

Menschen, die wegen Arthritis, Rückenproblemen oder Migräne an chronischen Schmerzen leiden, sind weitaus häufiger von Schlafstörungen betroffen als andere.

Chronische Schmerzen stören den Schlaf, die Schlafstörungen verstärken die Schmerzen und so entsteht ein Teufelskreis. Ihr Arzt kann Medikamente verschreiben und Physiotherapie oder andere Behandlungen verordnen. Sie selbst können auch etwas tun, um besser zu schlafen.

• **Muskel- und Gelenkschmerzen** kann man vorbeugen, indem man schmerzende Gelenke mit Kissen stützt. Eine warme Dusche oder ein Bad vor dem Schlafengehen entspannt die Muskeln.

• **Entspannungstechniken** ermöglichen es, die Gedanken abzulenken. Viele Betroffene geben an, dass Meditation (siehe Seite 58–59) oder Atemübungen (siehe Seite 92–93) helfen, mit dem Schmerz besser umzugehen. Dasselbe gilt für Visualisierungen, also Fantasiereisen an einen freundlichen, stress- und schmerzfreien Ort.

• **Alternative Heilmethoden** wie Akupunktur, Hypnotherapie oder ganzheitliche Massage können helfen, den Teufelskreis zu durchbrechen. Wichtig ist, einen qualifizierten Therapeuten zu finden.

• **Gute Schlafhygiene** ist ratsam (siehe Seite 24–25). Dazu zählen regelmäßige Routinen, rechtzeitiges Abschalten digitaler Geräte vor dem Zubettgehen und ein kühler, dunkler Raum.

• **Wenn Sie wegen Schmerzen aufwachen** und nicht wieder einschlafen können, stehen Sie auf. Gehen Sie in einen anderen Raum, machen Sie Entspannungsübungen oder lesen Sie, bis Sie sich wieder müde genug fühlen.

• **Wenn Sie erwarten,** wegen Ihrer Schmerzen schlecht zu schlafen, wird sich diese Vorstellung wahrscheinlich erfüllen. Mit einer positiven Erwartungshaltung verbessern Sie Ihre Chancen auf eine gute Nachtruhe.

SCHLAFPROBLEME IN DER MENOPAUSE

Jede Frau erlebt die Menopause anders. Schlafstörungen zählen jedoch zu den häufigsten und belastendsten Beschwerden, die mit der Hormonumstellung einhergehen.

Während der Menopause verringert der Körper allmählich die Produktion der Hormone Progesteron und Östrogen, die beruhigende und entspannende Eigenschaften haben und an der Produktion von Serotonin beteiligt sind. Dadurch kann es zu verschiedenen Beschwerden kommen, die den Schlaf beeinträchtigen:

• Hitzewallungen und Schweißausbrüche treten bei bis zu 85 Prozent der Frauen auf. Eine Episode dauert etwa drei Minuten. Nächtliche Schweißausbrüche stören den Schlaf erheblich.

• Schnarchen und Schlafapnoe.

• Nervöse Anspannung, Depressionen und Stimmungsschwankungen können Schlafstörungen verursachen.

• Muskel- und Gelenkschmerzen.

• Nächtlicher Harndrang (siehe Seite 114–115).

• Restless-Legs-Syndrom (siehe Seite 106–107).

Häufig wird bei Wechseljahrsbeschwerden und damit zusammenhängenden Schlafstörungen eine Hormonersatztherapie empfohlen. Sie muss wegen der möglichen Nebenwirkungen von einem Arzt überwacht werden.

DAS KÖNNEN SIE SELBST TUN
Ob Sie Hormone einnehmen oder nicht, diese Tipps haben sich bewährt:

• Sojaprodukte wie Tofu oder Sojadrink enthalten pflanzliches Östrogen, das die Beschwerden lindern kann.

• Das Schlafzimmer sollte eher kühl sein. Tragen Sie leichte Nachtwäsche, vorzugsweise aus Naturfasern.

• Baldriantee erleichtert nicht nur das Einschlafen, sondern hilft auch, nächtlichen Schweißausbrüchen vorzubeugen.

• Stress verstärkt alle Beschwerden. Er lässt sich durch Meditation, Massagen oder sanfte Bewegung abbauen.

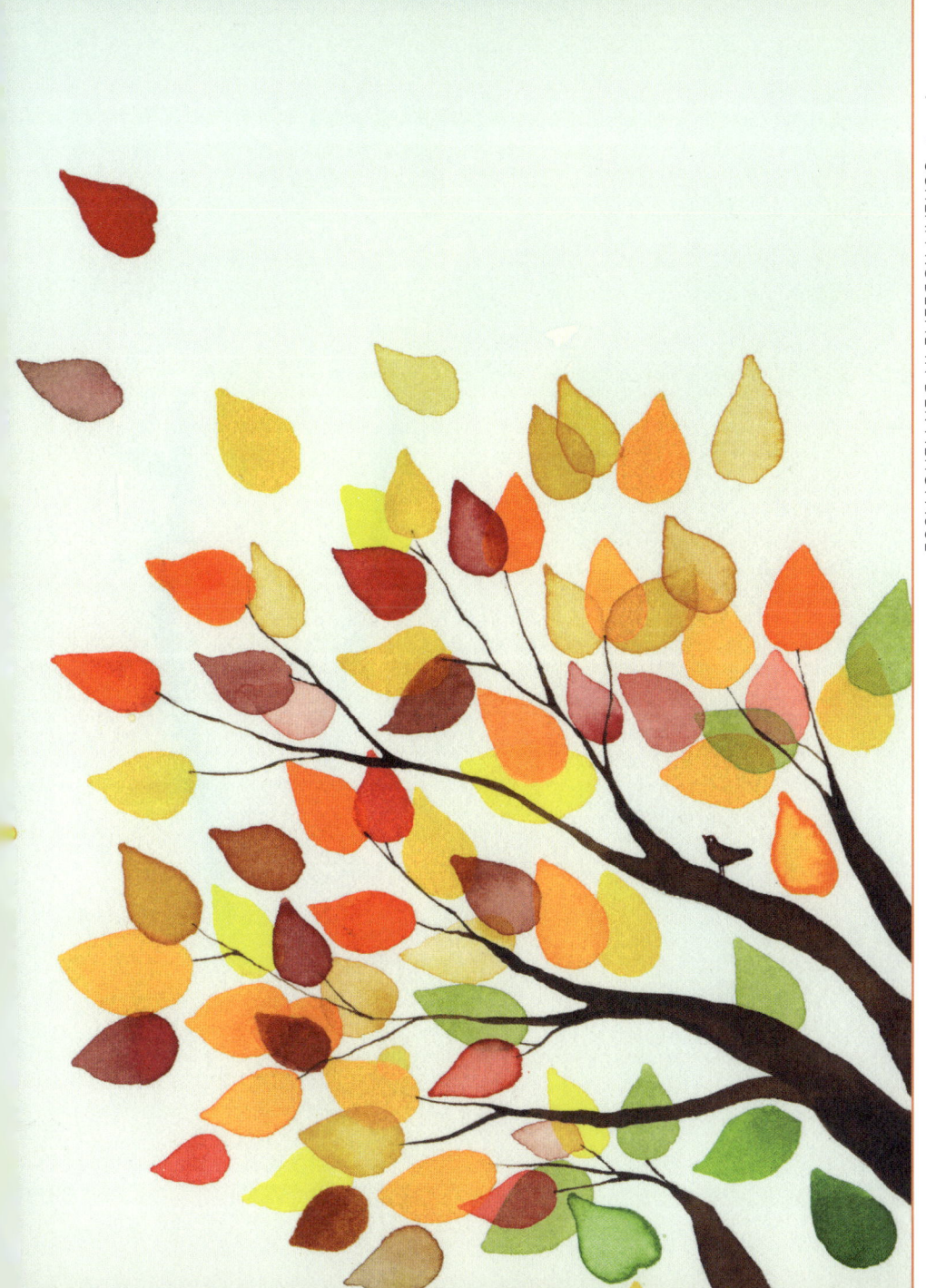

FRAUENGESUNDHEIT UND SCHLAF

Einige typische Frauenbeschwerden können sich negativ auf den Schlaf auswirken. Manche davon lassen sich ganz beseitigen, anderen kann man vorbeugen und einige lassen sich lindern.

Das prämenstruelle Syndrom (PMS) kennen etwa 90 Prozent aller Frauen. Es kann sich durch Kopfschmerzen, Krämpfe oder ein Gefühl von Aufgeblähtsein äußern. Das Absinken des Östrogen- und Progesteronspiegels vor der Menstruation löst zudem oft Müdigkeit und depressive Verstimmungen aus. Beschwerden lassen sich eindämmen, indem Sie in der Woche vor der Menstruation auf Alkohol verzichten und östrogenreiche Lebensmittel wie Leinsamen, Sojaprodukte, Nüsse, Orangen oder Pfirsiche essen. Bewährt hat sich der Rotklee, frei verkäufliche Präparate aus dieser Heilpflanze sind erhältlich. Empfehlenswert ist außerdem sanfte bis mäßige Bewegung.

Blasenentzündung (Cystitis) kommt bei Frauen häufiger vor. Schmerzen und häufiger Harndrang stören die Nachtruhe erheblich. Manchmal ist eine Behandlung mit Antibiotika notwendig. Betroffene Patientinnen sollten viel trinken und auf parfümierte Seifen und Duschgele verzichten.

Candida ist eine Hefepilzinfektion, die die Genitalien betrifft. Sie verursacht Schmerzen, Juckreiz und weißlichen Ausfluss. Medikamente zur Behandlung sind frei verkäuflich, ansonsten gelten dieselben Selbsthilfemaßnahmen wie bei Blasenentzündung.

Fibromyalgie äußert sich durch Schmerzen, Kopfschmerzen und Reizdarmsyndrom und kann zu Schlaflosigkeit führen. Frauen sind siebenmal häufiger betroffen als Männer. Gute Schlafhygiene (siehe Seite 24–25), regelmäßige Bewegung sowie der Verzicht auf Koffein und Alkohol helfen.

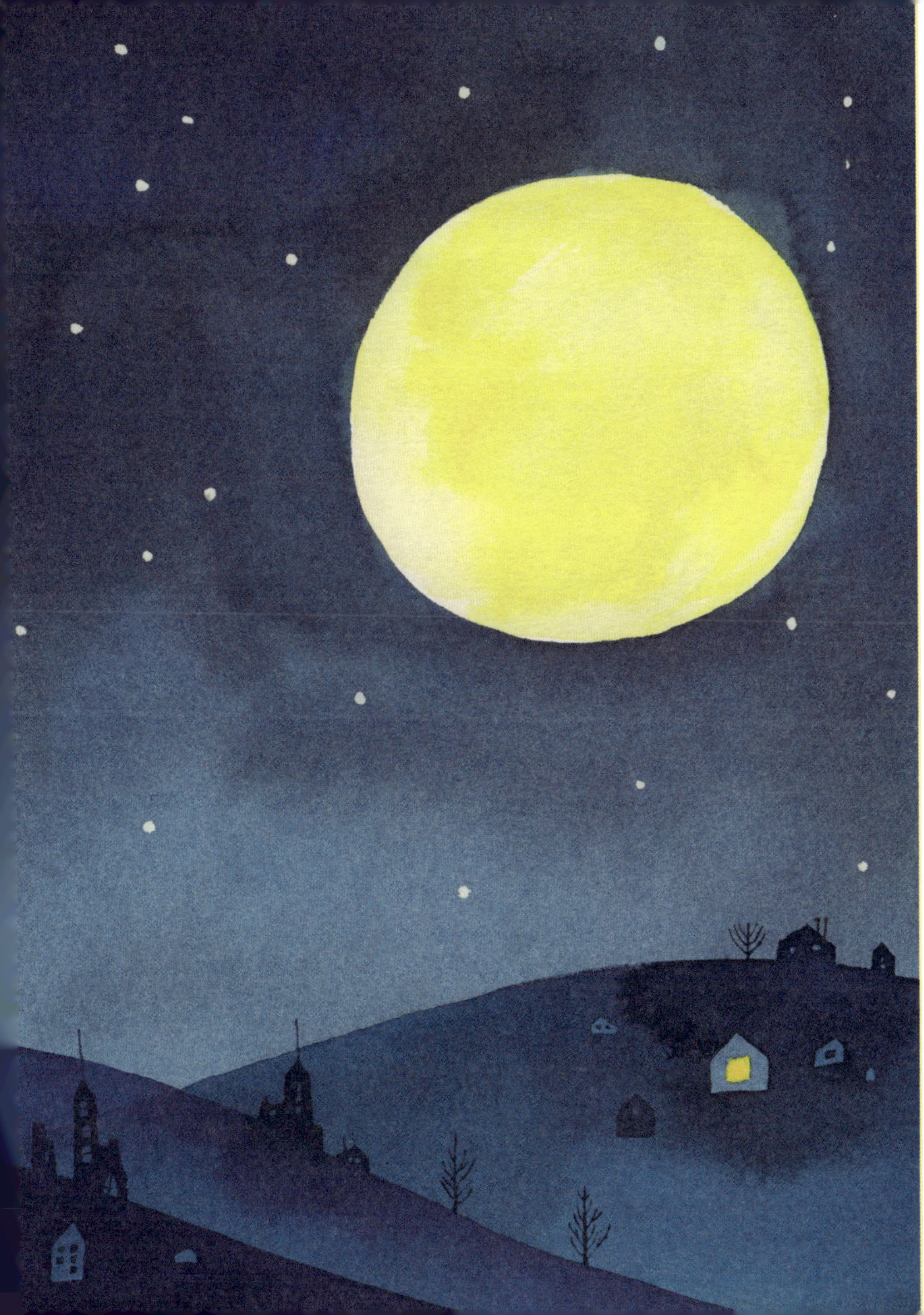

ERKRANKUNGEN DER SCHILDDRÜSE

Die kleine schmetterlingsförmige Drüse im Hals produziert Hormone, die für die Temperaturregulierung und die Funktion der Organe benötigt werden. Störungen der Schilddrüsenfunktion können verschiedene Gesundheitsbeschwerden und auch Schlafprobleme nach sich ziehen.

Frauen, vor allem im Alter über 60 Jahren, leiden doppelt so oft an Schilddrüsenproblemen wie Männer. Diese Probleme lassen sich in zwei Kategorien einteilen.

Schilddrüsenüberfunktion: Die Schilddrüse produziert zu viele Hormone. Typische Folgebeschwerden: beschleunigter Puls, nervöse Anspannung, Stimmungsschwankungen und auffällige nervöse Energie. Außerdem kann eine überaktive Schilddrüse der Grund für nächtliche Schweißausbrüche sein. All das kann die Schlafqualität mindern.

Schilddrüsenunterfunktion: In diesem Fall produziert die Schilddrüse zu wenig Hormone. Dadurch setzt eine allgemeine Verlangsamung ein. Die Betroffenen fühlen sich abgeschlagen und müde, das Gehirn ist wie vernebelt, depressive Verstimmungen können auftreten. All das führt zu schlechterem Schlaf. Auch Schlafapnoe (siehe Seite 108–109) geht oft mit einer Schilddrüsenunterfunktion einher. Außer dem Schnarchen treten dann oft eine Schwellung der Zunge und ein Engegefühl im Hals auf. Dadurch wird die Atmung während des Schlafs erschwert.

»Frauen, vor allem im Alter
über 60 Jahren, leiden doppelt
so oft an Schilddrüsenproblemen
wie Männer.«

BEHANDLUNGSANSÄTZE

Beide Schilddrüsenfehlfunktionen lassen sich behandeln. Bei einer Unterfunktion wird das Hormondefizit meistens durch Medikamente ausgeglichen. Dadurch kommt der Stoffwechsel wieder ins Gleichgewicht, die Betroffenen fühlen sich vitaler, weniger angespannt und schlafen nachts besser.

Bei einer Schilddrüsenüberfunktion kann durch jodhaltige Medikamente oder eine Operation die Fähigkeit zur Hormonproduktion herabgesetzt werden. Jede Lösung hat Vor- und Nachteile, die Sie mit Ihrem Arzt besprechen sollten. In jedem Fall kann eine Behandlung von Schilddrüsenproblemen die Lebensqualität deutlich erhöhen.

GESUND LEBEN

Wenn Probleme mit der Schilddrüse den Schlaf beeinträchtigen und andere Probleme verursachen, können Sie auch selbst etwas tun. Neben einer festen Schlafroutine (siehe Seite 24–25) ist eine gesunde, vitaminreiche Ernährung wichtig. Sanfte Bewegung hilft bei Schilddrüsenunterfunktion.

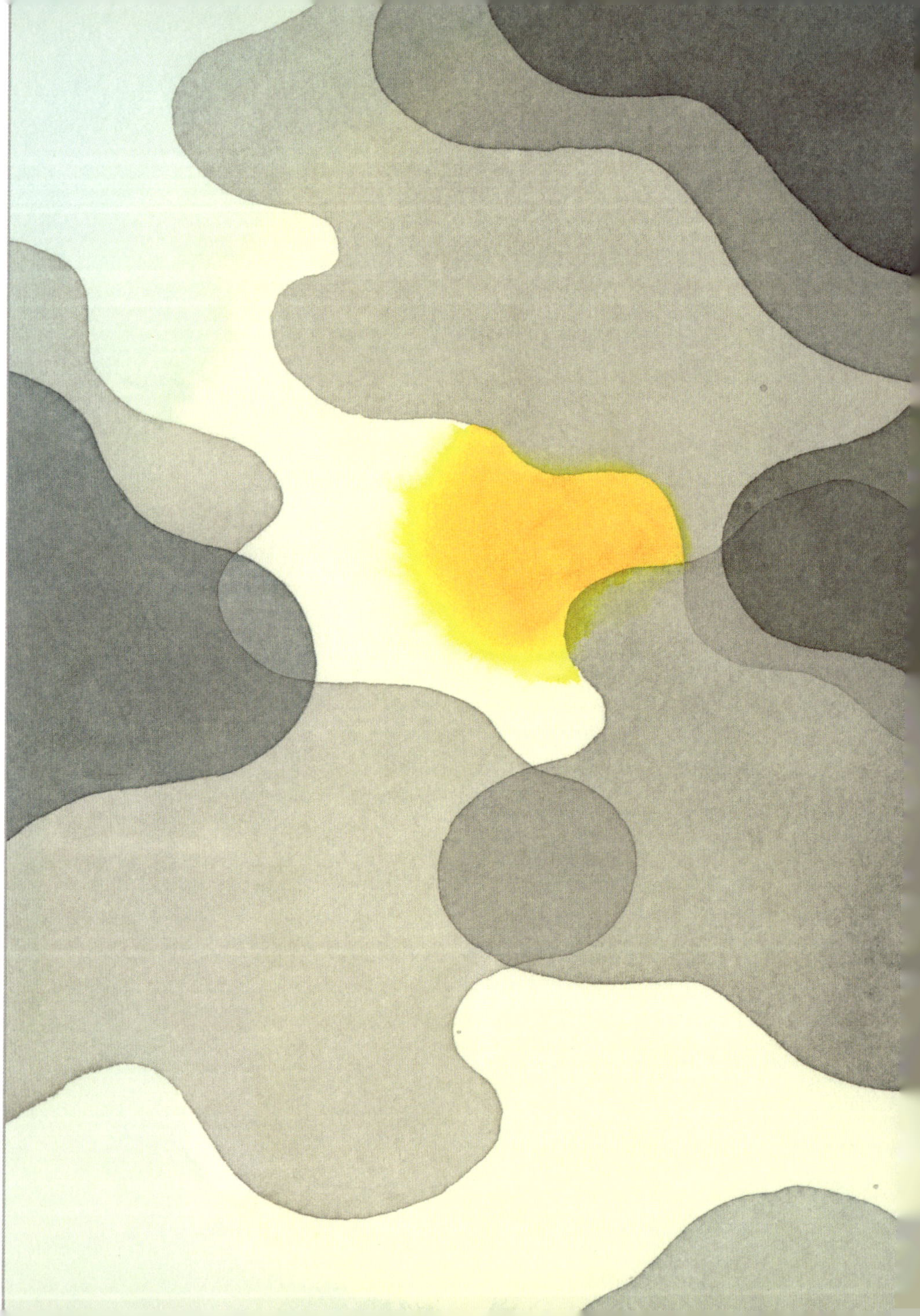

PSYCHISCHE STÖRUNGEN

Schlafstörungen und psychische Erkrankungen bedingen sich oft gegenseitig, sodass ein Teufelskreis entsteht. Eine höhere Schlafqualität kann dazu beitragen, den Energielevel anzuheben und die psychischen Beschwerden besser in den Griff zu bekommen.

Diese psychischen Erkrankungen gehen oft mit Schlafstörungen einher:

- **Depressionen:** Typisch für diese Störung ist der Wechsel zwischen zu viel und zu wenig Schlaf. Manchmal stehen Patienten tagelang nicht auf.
- **Winterdepression (SAD):** Diese Form der Depression wird durch den Mangel an Tageslicht verursacht. Die Betroffenen sind lethargisch und wachen morgens schwer auf.
- **Bipolare Störung:** Der extreme Wechsel zwischen depressiven und überaktiven Phasen kann den Schlafrhythmus völlig aus dem Gleichgewicht bringen.
- **Angststörungen:** Mehr als die Hälfte der betroffenen Erwachsenen leidet zusätzlich an Panikattacken, Zwangsstörungen und weiteren Phobien. Diese Menschen schlafen häufig schlecht, weil die psychischen Probleme dem Ruhebedürfnis des Körpers entgegenstehen.

SELBSTHILFE

Für besseren Schlaf können Sie einiges tun. Medikamente sollten Sie aber nie ohne Rücksprache mit dem Arzt absetzen oder anders dosieren.

- Wenn die innere Uhr aus dem Takt ist, kann ein Melatonin-Präparat helfen, sie neu zu justieren.
- Lichttherapie mit einer Vollspektrumlampe simuliert Sonnenlicht und kann helfen, Winterdepressionen zu vermeiden oder zu lindern.
- Bewegung, vor allem aerobes Training, bewirkt die Ausschüttung von Endorphinen und schlafförderndem Serotonin. Noch besser wirkt sie, wenn man dabei Sonnenlicht ausgesetzt ist.
- Entspannungs- und Achtsamkeitsübungen eignen sich sehr gut zur Unterstützung einer Behandlung mit Medikamenten. Probieren Sie einige Übungen aus diesem Buch aus oder melden Sie sich zu einem Yoga- oder Meditationskurs an.

SELTENERE SCHLAFSTÖRUNGEN

Niemand ist gegen Schlafprobleme gefeit. Das Spektrum reicht von der chronischen Erschöpfung bis zur selten auftretenden Narkolepsie. Da ständig neue Behandlungsweisen entwickelt werden, lohnt es sich, bezüglich bestehender und sich entwickelnder Probleme mit einem Arzt im Gespräch zu bleiben.

Narkolepsie äußert sich durch plötzliche, kurzzeitige Bewusstlosigkeit. Dabei handelt es sich um eine lebenslange Erkrankung, die Häufigkeit der Episoden nimmt mit der Zeit meist zu. Eine Behandlung mit Medikamenten ist möglich. Viel spricht dafür, dass Bewegung, Schlafpausen am Tag und gute Schlafhygiene (siehe Seite 24–25) das Problem verringern können.

Chronisches Erschöpfungssyndrom geht mit extremer Müdigkeit, Gelenkschmerzen, Schwindel, Kopfschmerzen und Herzrhythmusstörungen einher. Es tritt bei Frauen häufiger auf als bei Männern. Neben Schmerz- und Schlafmedikamenten kommt die kognitive Verhaltenstherapie (siehe Seite 66–67) zum Einsatz. Oft klingen die Beschwerden von allein ab, das kann jedoch Monate oder sogar Jahre dauern.

Bruxismus (Zähneknirschen) schädigt die Zähne und kann Kopf-, Kiefer- und Ohrenschmerzen bewirken. Ausgelöst wird es meist durch Stress und Anspannung. Eine Schiene schützt die Zähne, beseitigt aber nicht die Ursache.

Schlafwandeln zählt zu einer Gruppe ungewöhnlicher Phänomene, die von Wissenschaftlern als »Parasomnien« bezeichnet werden. Es tritt vor allem bei Kindern auf, manchmal auch bei Erwachsenen. Man versucht, die Ursachen zu finden und zu behandeln, etwa Stress oder nervöse Anspannung.

Albträume kommen bei etwa 40 Prozent der Kinder vor. Oft schreien sie im Schlaf oder schlagen um sich. Auslöser sind ähnliche Faktoren wie beim Schlafwandeln, auch die Behandlungsansätze ähneln sich.

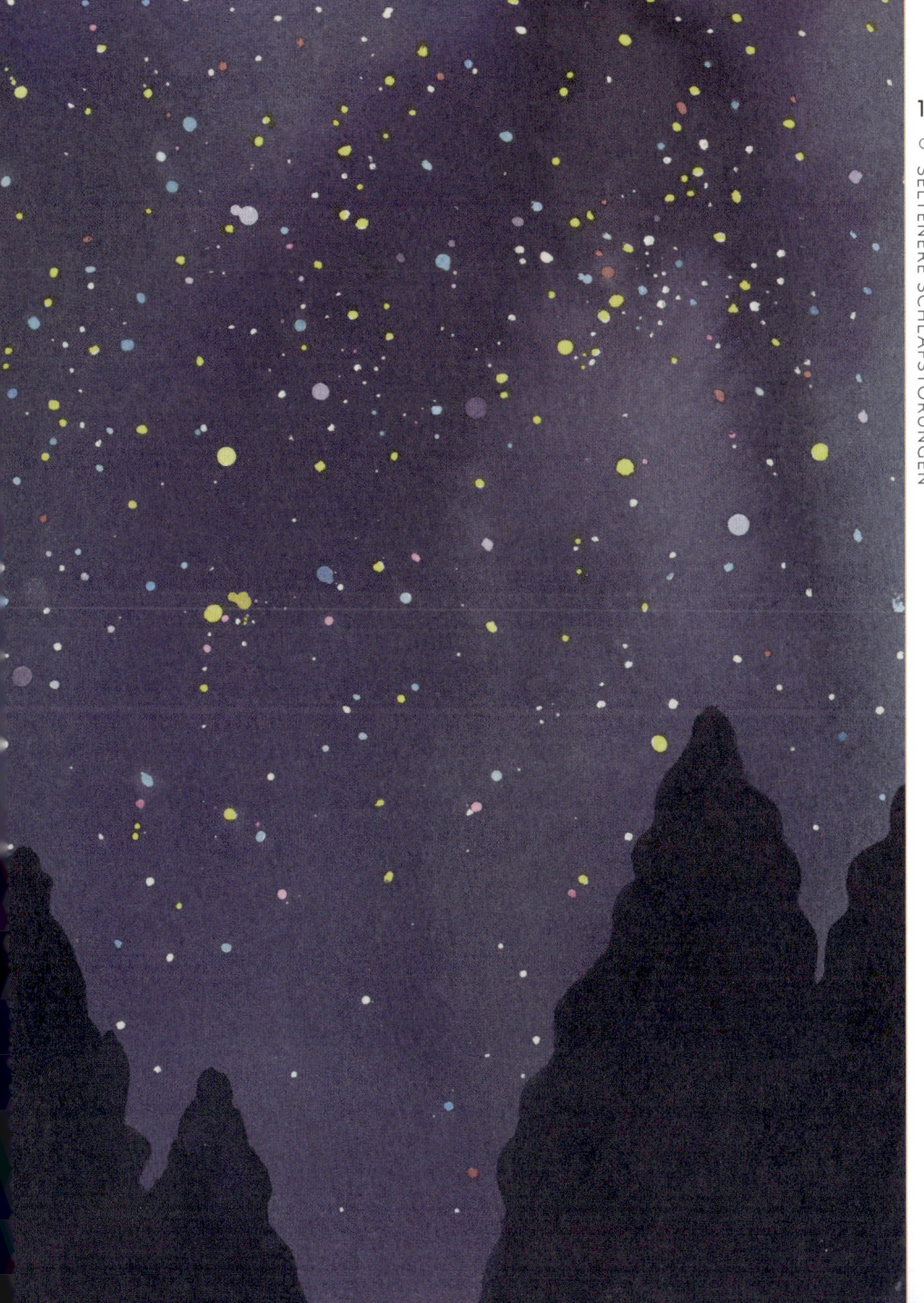

BESONDERE SITUATIONEN

Wenn gewohnte Routinen auf den Kopf gestellt werden, kann der Schlaf erheblich leiden. Typische Situationen sind die Schwangerschaft, das Arbeiten in Wechselschichten oder sehr lange Reisen. Selbst in solch schwierigen Zeiten ist es möglich, den Schlaf gezielt positiv zu beeinflussen.

GUT SCHLAFEN IN DER SCHWANGERSCHAFT

Die enormen körperlichen Veränderungen und auch die Gedanken, mit denen viele Frauen in der Schwangerschaft beschäftigt sind, können zu Lasten des Schlafs gehen. Dagegen lässt sich zum Glück etwas tun.

Bis zu 80 Prozent der schwangeren Frauen leiden an Beschwerden, die sich negativ auf die Schlafqualität auswirken:

- **Schnarchen** kann durch das zusätzliche Gewicht verursacht werden, aber auch durch Schwangerschaftshormone, die eine verstopfte Nase begünstigen.
- **Nächtlicher Harndrang** entsteht dadurch, dass das Kind auf die Blase drückt.
- **Übelkeit und Sodbrennen** stellen sich meist als Folgen hormoneller Veränderungen ein.
- **Rücken- und Gelenkschmerzen** können entstehen, weil das zusätzliche Gewicht den Körper stärker belastet.
- **Restless-Legs-Syndrom (RLS)** kann eine Folge von Eisen- oder Folsäuremangel sein.
- **Unruhige Träume,** die den Schlaf unterbrechen, können durch Stress oder Hormonschwankungen ausgelöst werden.

HELFEN SIE SICH SELBST

- Entspannungs- und Meditationstechniken wirken dem Stress entgegen, der Schlafprobleme verstärken kann.
- Bei Sodbrennen sollten Sie scharf gewürzte Speisen und bekannte Auslöser wie Tomaten meiden. Nehmen Sie Säureblocker nur nach Rücksprache mit Ihrem Arzt ein.
- Essen Sie häufiger kleine Mahlzeiten, um das Verdauungssystem, das durch das wachsende Kind zusammengedrängt wird, zu entlasten.
- Essen Sie Vollkornprodukte, die viel Folsäure enthalten. Eventuell sind Ergänzungspräparate mit Eisen oder Folsäure empfehlenswert.
- Versuchen Sie, auf der linken Seite zu schlafen. So wird das Kind besser mit Blut und Nährstoffen versorgt.
- Legen Sie Kissen zwischen die Knie und hinter den Rücken, um den Druck auf die Gelenke zu verringern und Rückenschmerzen vorzubeugen.

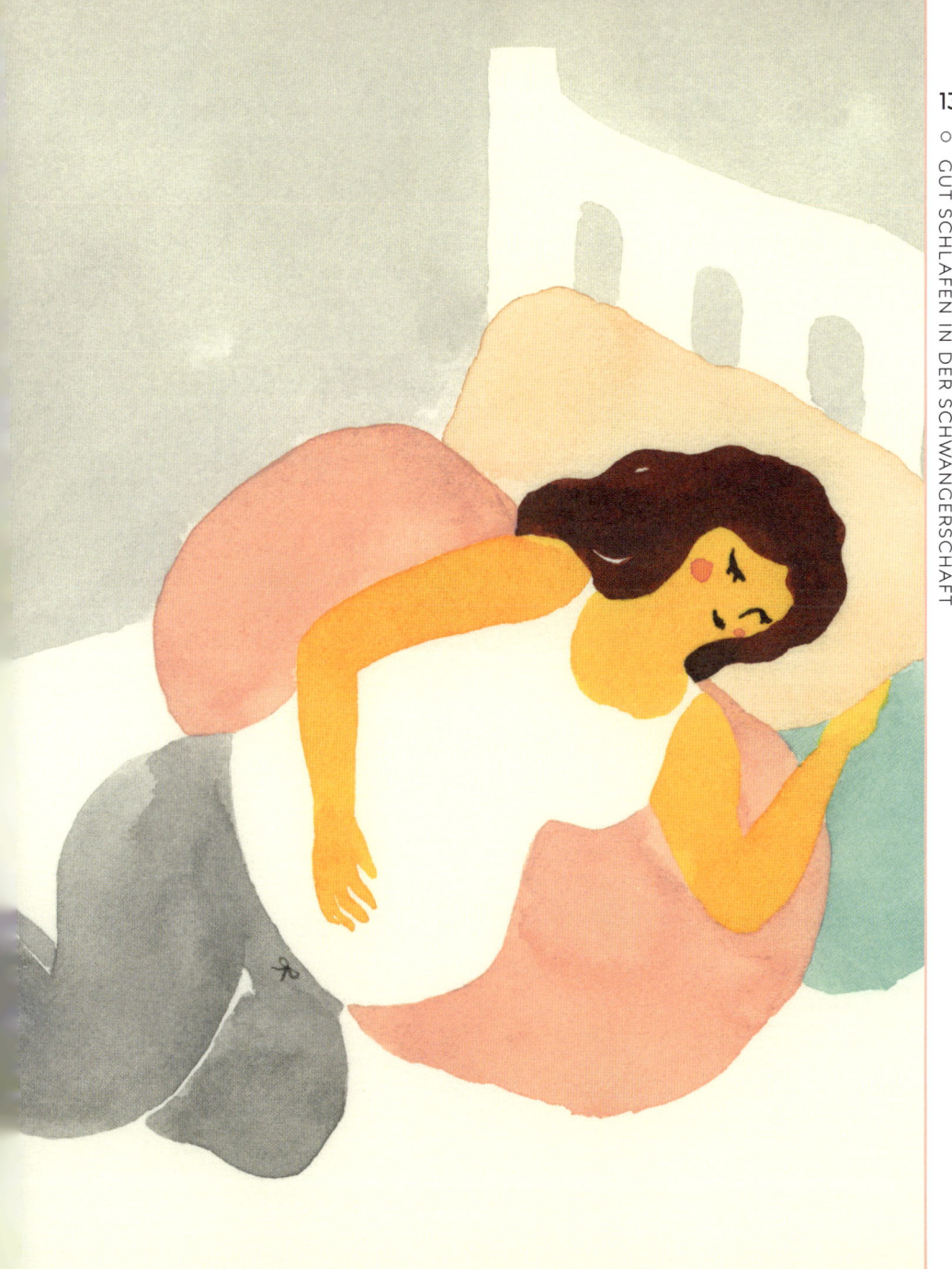

NACHTS ARBEITEN, TAGS SCHLAFEN

Nicht alle Menschen gehen schlafen, wenn es dunkel wird. Viele Menschen leben ständig oder zeitweise gegen den natürlichen Rhythmus des Körpers. Die Belastung durch Nacht- und Schichtarbeit lässt sich aber verringern.

Nachts arbeiten und am Tag schlafen steht im Widerspruch zu unserer jahrtausende-alten genetischen Programmierung. Dennoch gehören Nachtschichten für viele Menschen im Gesundheits- und Rettungswesen sowie in den Transport-, Kommunikations- und Dienstleistungs-unternehmen zum Berufsalltag.

Zurzeit arbeiten in Deutschland mehr als drei Millionen Menschen regelmäßig nachts. Laut Studien lässt sich bei Nacht-arbeitern eine geringere Leistungsfähig-keit als bei Tagarbeitern und ein höheres Risiko für Arbeitsunfälle feststellen. Hinzu kommt, dass sie am Tag weniger und schlechter schlafen. Das kann langfristig zu ernsten Störungen führen. Etwa zehn bis 30 Prozent der Schichtarbeiter leiden an häufiger Müdigkeit, Konzentrations-störungen und Depressionen und sie haben ein deutlich erhöhtes Risiko hinsichtlich Herz- und Magen-Darm-Erkrankungen sowie Übergewicht.

SCHADENSBEGRENZUNG

Wer nachts arbeiten muss, sollte beson-ders gut für seine Gesundheit sorgen.

• **Vorbereiten:** Bevor Sie mit der Nacht-arbeit beginnen, gewöhnen Sie Ihren Körper langsam an den neuen Rhythmus, indem Sie immer später schlafen gehen und aufstehen. So kann sich Ihre zirka-diane Rhythmik allmählich an die neuen Bedingungen anpassen.

• **Regelmäßigkeit:** Versuchen Sie, regel-mäßige Arbeitszeiten einzuhalten. Es ist

»Nachts zu arbeiten und am Tag zu schlafen steht im Widerspruch zu unserer jahrtausendealten genetischen Programmierung.«

nachgewiesen, dass wechselnde Schichten besonders negative Auswirkungen auf die innere Uhr des Körpers haben.

• **Bei der Arbeit wenig essen:** Das Verdauungssystem kann Mahlzeiten, die mitten in der Nacht eingenommen werden, nur schwer verwerten. Essen Sie die Hauptmahlzeit daher am Tage und beschränken Sie sich während der Nacht auf kleine Portionen.

• **Helles Licht:** Schalten Sie gleich nach dem Aufstehen helles Licht ein. So wird Ihrem Körper suggeriert, dass sein »Tag« anfängt.

• **Kurzschlaf:** Versuchen Sie, vor der Arbeit kurz (maximal 20 Minuten) zu schlafen. Das erfrischt und fördert die Konzentration.

JUNGE ELTERN

Wer ein Baby zu Hause hat, kann kaum vorhersehen, wann es nachts versorgt werden muss. Versuchen Sie trotzdem, Ihre normalen Schlafens- und Aufstehzeiten einzuhalten – und zwar unabhängig davon, wie oft Sie nachts aufstehen mussten.

Schalten Sie beim nächtlichen Füttern lediglich eine schwache Beleuchtung ein, damit in Ihrem Körprer keine »Aufwach-Hormone« ausgeschüttet werden. Ruhen auch Sie sich tagsüber aus, wenn das Baby schläft. Achten Sie aber darauf, nicht zu lange zu schlafen, denn sonst gerät Ihre innere Uhr noch mehr aus dem Rhythmus und das wäre nicht gut für Ihren Nachtschlaf.

GEGEN DEN JETLAG

Langstreckenflüge ermöglichen es uns, mehr von der Welt zu sehen als unsere Vorfahren. Der Preis dafür ist der Jetlag. Er bringt den Schlafrhythmus durcheinander und bewirkt, dass wir uns tagelang müde fühlen. Dagegen lässt sich etwas tun.

Maßnahmen gegen den Jetlag können Sie vor, während und nach einem Langstreckenflug ergreifen:

• Verschieben Sie Ihren Schlafrhythmus schon einige Tage vor dem Flug um eine Stunde: auf früher, wenn Sie nach Osten fliegen, und auf später bei Flügen nach Westen. Damit helfen Sie Ihrem Körper, die Zeitumstellung besser zu verkraften.

• Halten Sie sich am Tag vor Ihrem Flug möglichst lange in der Sonne auf und unternehmen Sie zusätzlich einen zügigen Spaziergang. Beides fördert den Schlaf.

• Stellen Sie schon beim Abflug Ihre Uhr auf die Zeit am Zielort ein. So gewinnt Ihr Körper mehrere Stunden, um seine innere Uhr an die neue Zeit anzupassen.

• Wenn Sie früh am Morgen nach Osten fliegen, verschieben Sie den Schlaf, bis Sie im Flugzeug sitzen. Fliegen Sie über Nacht nach Osten, essen Sie am Flughafen eine kohlenhydratlastige Mahlzeit (Kohlenhydrate fördern die Serotoninausschüttung) und versuchen Sie, im Flugzeug möglichst schnell einzuschlafen. Trinken Sie während des Flugs keinen Alkohol, denn er kann den Schlaf beeinträchtigen.

• Passen Sie sich nach der Ankunft möglichst schnell dem Rhythmus der neuen Zeitzone an. Tanken Sie Sonne, um die Ausschüttung von Serotonin anzukurbeln.

• Nehmen Sie abends nach der Ankunft an Ihrem Ziel sowie an den ersten Tagen nach der Rückkehr ein Melatonin-Präparat ein.

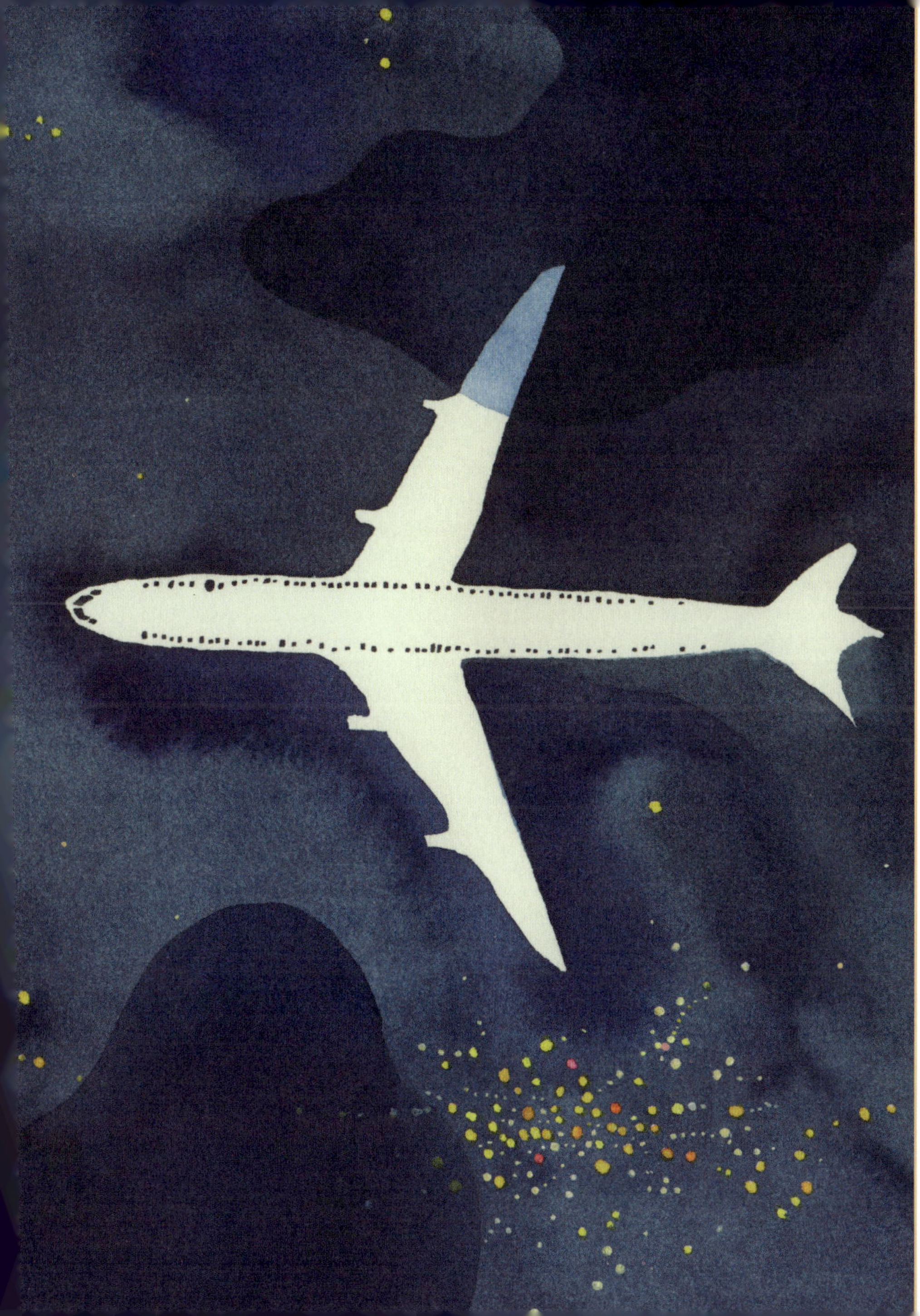

MÜDIGKEIT AM STEUER

Etwa ein Fünftel aller Verkehrsunfälle hat mit Müdigkeit zu tun. Wer die Warnzeichen beachtet und einige Verhaltenstipps bei Müdigkeit am Steuer beherzigt, schützt sich und andere.

Wer übermüdet Auto fährt, gefährdet sich selbst und andere Verkehrsteilnehmer. Menschen, die an einer Schlafstörung leiden, sollten besonders genau hinterfragen, ob sie sich fit genug fühlen, um ein Fahrzeug zu steuern. Krankheiten wie Schlafapnoe und Narkolepsie müssen in einigen europäischen Ländern der Führerscheinbehörde gemeldet werden.

Vor allem auf lange Autofahrten sollten Sie sich gut vorbereiten. So kommen Sie sicher von A nach B:

• **Ausreichend schlafen,** acht Stunden sollten es vor der Reise sein.

• **Alkohol meiden,** und zwar mindestens 24 Stunden vor der Abfahrt.

• **Anhalten, bevor Sie müde werden.** Legen Sie nach jeweils einigen Stunden Fahrt eine Pause ein, um an einem sicheren Platz 20 Minuten zu schlafen.

• **So schnell wie möglich stoppen,** wenn Ihre Augenlider schwer werden, Sie sich schlecht konzentrieren können, Sie zu tagträumen beginnen, die Gedanken zu wandern anfangen, der Wagen aus der Spur läuft oder Sie auf den »Rumpelstreifen« am Fahrbahnrand kommen.

• **Wenn Sie schläfrig werden,** genügt es nicht, das Fenster herunterzulassen, die Musik aufzudrehen, einen Espresso zu trinken oder Koffeintabletten zu schlucken. Die Wirkung solcher Maßnahmen hält nur ein paar Minuten an. Legen Sie eine längere Pause ein, um sich auszuruhen.

• **Vermeiden Sie** Fahrten zwischen Mitternacht und 6 Uhr morgens. In diesem Zeitraum ist der natürliche Rhythmus des Körpers am stärksten auf Schlaf eingestellt.

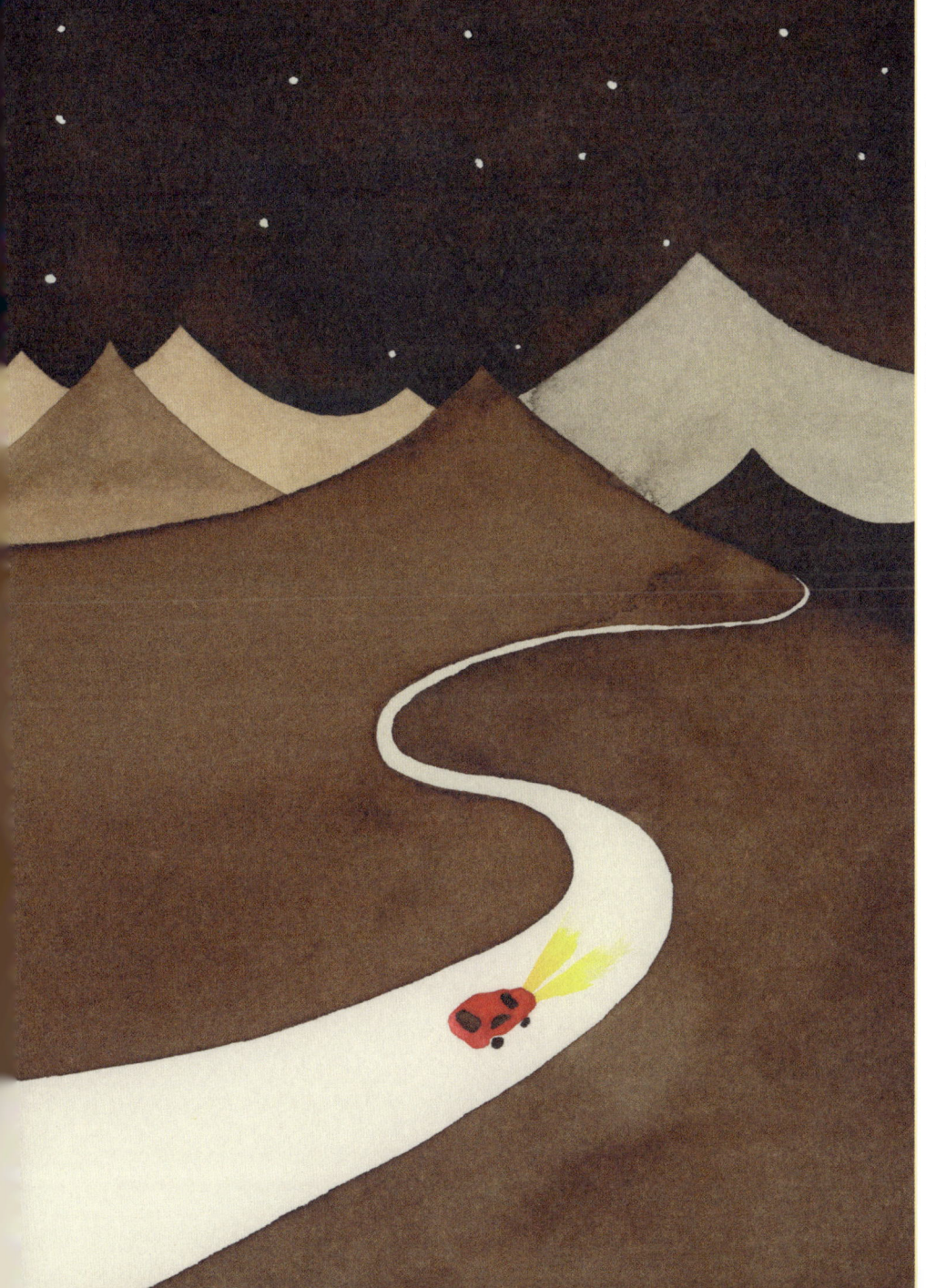

REGISTER

WEITERE INFORMATIONEN

Die Schlafforschung ist eine noch junge Disziplin. Weil sich ständig neue Kenntnisse ergeben, ist es wichtig, immer auf aktuelle Informationsquellen zurückzugreifen. Wer sich für eine therapeutische Behandlung entscheidet, sollte sich an einen qualifizierten, erfahrenen Therapeuten wenden, denn Schlafbeschwerden gehen oft mit Stress, nervöser Anspannung und/oder Depressionen einher, was bei der Therapie berücksichtigt werden muss.

WEITERFÜHRENDE LITERATUR

Therapie-Tools Schlafstörungen
Ralf Binder, Florian Schöller, Hans-Günter Wees, Beltz 2020

Die Schlafformel für Frauen
Katja Wenzel, Independently published 2019

Schlaf wirkt Wunder: Alles über das wichtigste Drittel unseres Lebens
Hans-Günter Wees, Droemer 2018

Schlafen können: Schlafstörungen erfolgreich bewältigen
Tatjana Crönlein, Beltz 2018

ONLINE

www.dgsm.de Deutsche Gesellschaft für Schlafforschung und Schlafmedizin, Übersicht über akkreditierte Schlaflabore

www.mediclin.de Infos zu Schlafstörungen und Liste mit Kliniken, die sie behandeln

www.kindergesundheit-info.de Schlafstörungen bei Kindern

www.healthon.de Übersicht über Gesundheits-Apps und Tests

www.neurologen-und-psychiater-im-netz.de Informationen zu unterschiedlichen Themenbereichen, Arzt-/Kliniksuche

www.sleepio.com Schlafprogramm, das sich an Techniken aus der kognitiven Verhaltenstherapie anlehnt (gegen Gebühr)

www.therapie.de Übersicht über Dach,- Fach- und Berufsverbände

GESELLSCHAFTEN UND VERBÄNDE

Deutsche Gesellschaft für
Schlafforschung und Schlafmedizin
(DGSM)   www.dgsm.de

Schweizerische Gesellschaft für
Schlafforschung, Schlafmedizin und
Chronobiologie (SGSSC)   www.swiss-sleep.ch

Österreichische Gesellschaft für
Schlafmedizin und Schlafforschung
(ÖGSM/ASRA)   www.schlafmedizin.at

Deutscher Dachverband für
Psychotherapie (DVP) e. V.   www.dvp-ev.de

Verband Freier Psychotherapeuten,
Heilpraktiker für Psychotherapie und
Psychologischer Berater e. V.   www.vfp.de

HYPNOTHERAPIE

www.hypnose-fachverband.de

www.dgh-hypnose.de

www.hypnose-dachverband.ch

AKUPUNKTUR

www.daegfa.de

www.agtcm.de

www.akupunktur.at

DIE AUTORIN

Für Petra Hawker begann der Weg zur Schlaftherapeutin im Jahr 1993. Damals erwarb sie ein Diplom am College of Stress Management, wo sie auch eine Ausbildung in Hypnotherapie absolvierte. Ihre erste Praxis eröffnete sie noch während ihres Studiums, das sie mit der Promotion abschloss.

Als Ergebnis ihrer Arbeit als Hypnotherapeutin stellte sie fest, dass viele Klienten nicht nur tief sitzende psychologische Probleme lösen konnten, sondern auch über eine deutlich verbesserte Schlafqualität berichteten. Seitdem setzt sie bei der Behandlung auf eine Kombination aus Psychotherapie und Hypnotherapie. Ihr Beruf hat sie in die USA, nach Hongkong, Deutschland, Dänemark und Irland geführt.

Nach einer Zusatzausbildung in kognitiver Verhaltenstherapie bei Schlafstörungen, kurz CBTi, arbeitet Petra Hawker aktuell als Schlaftherapeutin am London Sleep Centre in der Harley Street, wo sie auch mit Forschungsprojekten befasst ist.

DANK DER AUTORIN

Der Auftrag, dieses Buch zu schreiben, kam überraschend und war eine Ehre. Als Neu-Autorin erhielt ich wertvolle Unterstützung vom Verlagsteam bei DK, die mir auch für die Zukunft nützlich sein wird. Herzlichen Dank für viel Geduld an Dawn, Rona, Ian, Kiron und ihre Teams sowie an die Illustratoren und Grafiker für die gelungenen Abbildungen.

Danken möchte ich meinen Patienten, denn durch das Beobachten ihrer Lebenssituationen und Probleme konnte ich weitaus mehr lernen als durch formale Qualifikationen.

Vielen Dank an meinen lieben Sohn James und meine Schwiegertochter Lynne, deren Unterstützung von unschätzbarem Wert war.

Ich hoffe, dass dieses Buch meinen Lesern helfen kann, besser zu schlafen.

DANK DES HERAUSGEBERS

DK dankt den folgenden Personen für ihre Mitwirkung an diesem Buch: John Friend für das Korrektorat und Marie Lorimer für das Register.

HAFTUNGSAUSSCHLUSS

Die Informationen und Ratschläge in diesem Buch sind von der Autorin und vom Verlag sorgfältig erwogen und geprüft, dennoch kann eine Garantie nicht übernommen werden. Eine Haftung der Autorin bzw. des Verlags und seiner Beauftragten für Personen-, Sach- und Vermögensschäden ist ausgeschlossen.

Wer gesundheitliche Beschwerden hat, an einer Erkrankung leidet oder schwanger ist, sollte vor Ausführung der Übungen in diesem Buch unbedingt Rücksprache mit seinem Arzt halten. Die in diesem Buch enthaltenen Informationen können eine qualifizierte Untersuchung und Diagnose nicht ersetzen. Die Verantwortung liegt allein beim Leser.

Grundsätzlich ist bei ernsthaften oder anhaltenden Beschwerden von einer Selbstdiagnose und Selbstbehandlung abzuraten. Auch wenn Beschwerden länger anhalten, sollten Sie einen Arzt aufsuchen. Dasselbe gilt für Personen, die verschreibungspflichtige Medikamente einnehmen.

NOCH MEHR SELF-CARE

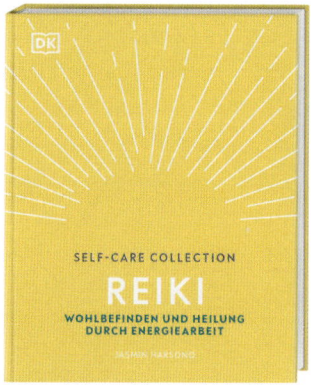

ISBN 978-3-8310-4003-2
12,95 € [D] / 13,40 € [A]

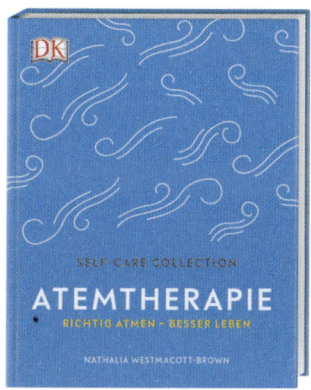

ISBN 978-3-8310-3890-9
12,95 € [D] / 13,40 € [A]

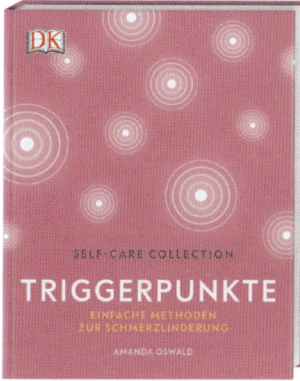

ISBN 978-3-8310-3891-6
12,95 € [D] / 13,40 € [A]